"健康中国·你我同行"
科普读物

促进健康
怡享老年

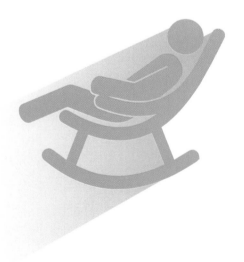

国家卫生健康委宣传司 组织编写

王建业 主 编

人民卫生出版社
·北京·

图书在版编目（CIP）数据

促进健康，怡享老年 / 国家卫生健康委宣传司组织
编写；王建业主编. —北京：人民卫生出版社，
2023.3（2024.7 重印）
ISBN 978-7-117-34633-7

Ⅰ.①促… Ⅱ.①国… ②王… Ⅲ.①老年人－健康
状况－研究－中国 Ⅳ.①R161.7

中国国家版本馆 CIP 数据核字（2023）第 046315 号

促进健康，怡享老年
Cujin Jiankang, Yixiang Laonian

策划编辑　　庞　静　　责任编辑　庞　静　赵沐霖　　数字编辑　杜鱼田
书籍设计　　人卫源设计工作室　尹　岩　笪　希
组织编写　　国家卫生健康委宣传司
主　　编　　王建业
出版发行　　人民卫生出版社（中继线 010-59780011）
地　　址　　北京市朝阳区潘家园南里 19 号
邮　　编　　100021
E－mail　　pmph @ pmph.com
购书热线　　010-59787592　010-59787584　010-65264830
印　　刷　　廊坊一二〇六印刷厂
经　　销　　新华书店
开　　本　　710×1000　1/16　　印张：23
字　　数　　256 千字
版　　次　　2023 年 3 月第 1 版
印　　次　　2024 年 7 月第 4 次印刷
标准书号　　ISBN 978-7-117-34633-7
定　　价　　88.00 元

打击盗版举报电话　010-59787491　　E－mail　WQ @ pmph.com
质量问题联系电话　010-59787234　　E－mail　zhiliang @ pmph.com
数字融合服务电话　4001118166　　　E－mail　zengzhi @ pmph.com

5

编写委员会

主　编　王建业

副主编　于普林　张存泰　周白瑜

编　委（以姓氏笔画为序）

于普林　马　清　王　强　王宇虹　王建业　王晓明
毛拥军　文良元　石文惠　吕　洋　朱鹏立　刘　丰
刘　明　刘　娟　刘幼硕　刘尚昕　刘晓红　齐海梅
江文静　孙　红　孙　超　杜毓锋　李　旻　李　晶
李　锐　李　新　李拥军　李祥晨　吴锦晖　辛　莉
汪　芳　张　勤　张　蔷　张存泰　张鸣生　陈　彤
陈　琼　陈　彪　陈新宇　拓西平　苗海军　林剑浩
林展翼　金建秋　周　洲　周白瑜　郑　曦　郑松柏
胡　予　胡　松　柏勇平　施慧鹏　姜　昕　姚健凤
夏宏伟　徐　浩　殷　实　高　超　郭艺芳　郭立新
黄魏宁　曹　剑　曹素艳　常建民　康　琳　彭丹涛
董碧蓉　鲁　翔　楼慧玲

7

党的二十大报告指出，把保障人民健康放在优先发展的战略位置，完善人民健康促进政策。习近平总书记强调，健康是幸福生活最重要的指标，健康是 1，其他是后面的 0，没有 1，更多的 0 也没有意义。

普及健康知识，提高健康素养，是实践证明的通往健康的一条经济、有效路径。国家卫生健康委宣传司、人民卫生出版社策划出版"健康中国·你我同行"系列科普读物，初心于此。

系列科普读物的主题最大程度覆盖人们最为关心的健康话题。比如，涵盖从婴幼儿到耄耋老人的全人群全生命周期，从生活方式、心理健康、环境健康等角度综合考虑健康影响因素，既聚焦心脑血管疾病、癌症、慢性呼吸系统疾病、糖尿病、传染病等危害大、流行广的疾病，也兼顾罕见病人群福祉等。

系列科普读物的编者是来自各个领域的权威专家。他们基于多年的实践和科研经验，精心策划、选取了广大群众最应该知道的、最想知道的、容易误解的健康知识和最应掌握的基本健康技能，编撰成册，兼顾和保证了图书的权威性、科学性、知识性和实用性。

系列科普读物的策划也见多处巧思。比如，在每册书的具体表现形式上进行了创新和突破，设置了"案例""小课堂""知识扩展""误区解读""小故事""健康知识小擂台"等模块，既便于读者查阅，也增加了读者的代入感和阅读的趣味性及互动性。除了图文，还辅以视频生动展示。每一章后附二维码，读者可以扫描获取自测题和答案解析，检验自己健康知识的掌握程度。此外，系列科普读物作为国家健康科普资源库的重要内容，还可以供各级各类健康科普竞赛活动使用。

每个人是自己健康的第一责任人。我们希望，本系列科普读物能够帮助更多的人承担起这份责任，成为广大群众遇到健康问题时最信赖的工具书，成为万千家庭的健康实用宝典，也希望携手社会各界共同引领健康新风尚。

更多该系列科普读物还在陆续出版中。我们衷心感谢大力支持编写工作的各位专家！期待越来越多的卫生健康工作者加入到健康科普事业中来。

"健康中国·你我同行"！

专家指导委员会
2023 年 2 月

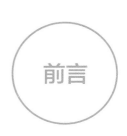

中国人口老龄化速度之快、规模之大史无前例。2021 年中国人均预期寿命达到 78.2 岁，65 岁及以上人口突破 2 亿，占总人口比重 14.2%，社会达到深度老龄化的标准。寿命延长是社会进步和科技发展的伟大成果，但目前老年人健康状况不容乐观，常常多病共存，多药合用，一些人存在"寿而不康"的问题。在这样的背景下，实现和推进健康老龄化对于缓解社会和家庭压力至关重要。政府高度重视解决人口老龄化问题，积极发展老龄事业，初步形成了政府主导、社会参与、全民关怀的发展老龄事业的工作格局。

在国家卫生健康委宣传司组织和指导下，北京医院 国家老年医学中心在全国范围遴选专家，成立本书编委会，编写《促进健康怡享老年》科普图书，向老年人传播权威、全面、科学、实用、准确的健康知识。

结合时代背景及我国老年人的健康现状，编委会迅速明确了三大主题板块：老年健康观念、老年特有疾病和症状、老年常见慢性病管理，搭建了科普内容的基础框架，结合网络大数据中老年人关心的健康高频问题，遴选出六十多篇文章。以"案例、小课堂、知识扩展、误区解读、小故事"的体系和架构组建内容，覆盖到百姓最应该知道的、最想知道的、最容易误解的基本健康知识和技能，保障书籍内容的"全面性"。用症状、体征加疾病名称的方式对标题进行了深度改造，尤其是跟疾病症状相关的板块，方便老年朋友进行查阅，保障书籍的"科学性和实用性"。本书编委会还邀请了大众参与评审，尤其是对一些操作指导意义比较强的内容，结合大众评审的建议配以插画、视频。编委们还撰写了许多有趣有意义的"小故事"，将"知识性和趣味性"真正有效地结合在一起，以便各位老年朋友在阅读中有良好的体验。

健康知识的普及只是健康老年化万里长征的第一步，知易行难，老年朋友们只有主动健康，做自己健康的第一责任人，践行健康生活方式，预防管理疾病和综合征，保持良好的功能状态，才能乐观拥抱老年生活和享受老年生活。

在此，所有编委专家为各位老年朋友献上衷心的寄语，祝愿老年朋友们："怡"养天年，尊"享"健康。愿您老年生活美好健康！

王建业

北京医院　国家老年医学中心　主任

中华医学会老年医学分会第十届主任委员

二〇二二年十一月

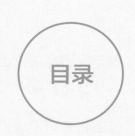

目录

积极老龄观，健康老龄化

目录

老年人要警惕老年综合征

关爱老年人神经精神健康

防治心血管疾病，轻松安享晚年

老年人肺腑健康才能呼吸顺畅

老年人消化系统的健康之路

老年人内分泌疾病早防范早治疗

不可忽视的老年人泌尿系统疾病

老年人必须知道的骨关节秘密

积极老龄观，
健康老龄化

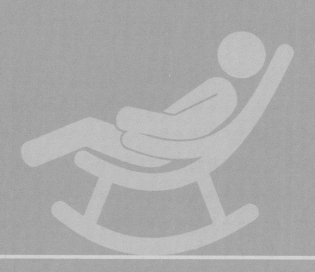

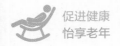

每个人都会老，这是人体不可抗拒的自然规律。然而，人类也握有主动权，在变老的路上，通过采取积极措施，可以老得慢一点，病得少一点，成为健康老年人。健康老年人心态积极，能心平气和地接受衰老带来的身心变化；具有一定的甄别力，不会一股脑地把不舒服都归为"老了"，当出现严重或紧急情况（比如视力严重下降、疼痛感严重等）时，能及时就医；认知合理，不苛求无病，患有高血压、糖尿病、高血脂等慢性病，能遵医嘱按时治疗，控制各项指标基本处于正常范围内。健康老年人能为自己负责，愿意采取延缓衰老、促进健康的行为，包括日常做好健康监测，每年做 1 次体检，有病早发现、早治疗，以及提高健康素养。健康素养是知识也是能力，它就像一把"金钥匙"，可以打开通往健康老年的大门。素养水平越高，越能从真假掺杂的健康信息中判别真伪，选择对健康真正有利的信息。

您不是病了，而是老了
——关于《中国健康老年人标准》

"唉！人老了，难哪，老来难哪！"老赵今年 70 岁，逢人就会诉苦，说自己身体不好。原来，老赵患有高血压、高血脂、糖尿病，一直坚持用药、坚持体检，治疗效果不错，各项指标基本维持在正常水平。对于这些病，老赵已经适应。虽然每天都要吃药，但多年下来已成习惯，没给他带来太大烦恼。不过，最近老赵开始有了烦恼，近一年，他出现了尿急、尿频，平均每天要起夜五六次，根本没法儿睡整觉，导致他白天精神萎靡，昏昏欲睡，严重影响了生活。老赵到处抱怨人老了一身都是病。老赵真的病了吗？在医院进行系统的检查后，医生告诉他：这不是病，而是老，是前列腺老了；像他这种情况，在老年男性中很常见，只要程度不重，不用手术，用药就能改善症状。老赵一听，心中的烦恼顿时消散一大半。

 小课堂

1. "一身病"未必都是病，要树立合理的健康老龄观

人到老年，会感受到很多不舒服，如睡不好觉、吃东西没胃口、稍微剧烈运动后就喘不上气、走路慢等。若出现这些现象，不要立马认为自己哪儿都是病，造成心理紧张。要考虑到可能是体内器官老化或功能减退导致，如：岁数变大，体内分泌的褪黑素会减少，睡眠受到影响；胃肠功能会因老化变弱，出现食欲不佳；心肺功能变弱，可能运动强度大点儿，就感觉"气就不够用"；等等。这些症状，若比较轻微，就应考虑是老，而不是病。不把这些正常的衰老现象视作疾病，会减少很多不必要的心理负担。

除此之外，日常生活中，我们还会听到一些老年人抱怨自己一身是病，高血压、高血糖、血脂不正常。掰着手指头一数，确实不少，进一步了解却发现，他们常常抱怨的这些疾病对生活并没产生太大影响。因为遵照医嘱按时治疗，各项指标都能控制得挺好。除了多了服药程序，生活上与他人没两样。

对老年人来说，衡量健康的标准，不能太严苛。2022年版《中国健康老年人标准》中明确指出，老年人有些体检指标不正常，或

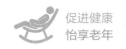
者虽患有一些慢性疾病，但治疗后指标能恢复至基本正常，疾病能得到良好控制，不影响日常生活，就可以称为健康老年人。

因此，老年人对健康要有合理的认知，既不把衰老带来的不适认成"一身病"，也不因患有一个或几个可以控制的慢性病，就认为自己再也不是健康人了。此外，不要跟年轻人或者年轻时的自己比健康。老年人要树立合理的健康老龄观，学会接纳变老的自己，愉快地生活。

2. 调整心态，学会与身体衰老带来的不适和平相处

衰老会带来各种不适。如何对待这些不适，将直接影响到老年人的晚年生活质量。对此，建议老年人采取积极客观的心态去面对。首先，要认识到每个人都会老，其过程不可逆转，因此要放下"再回到从前"的不实幻想。其次，就医方面，要认识到医生治病不治老，目前临床上尚未找到针对衰老的确切有效的治疗措施。若过度检查和过度治疗，不仅会给家庭带来沉重的经济负担，还有可能引起与治疗相关的不良反应，给身体带来严重伤害，最终事与愿违，追悔莫及。最后，面对衰老带来的不适或疾病，要把它们视作老年的一部分，放下排斥心理，心平气和地与之和平共处。当思想上心甘情愿地接受了，人的心态就会平和，心态平和了，身体的不适感觉还可能减轻。相反，如果不接纳，只要感觉不舒服，就想着要把它去除，为此整日跑医院，不管偏方、土方、保健方，全部吃起来；或者选择封闭自己，牌也不打了，广场舞也不跳了，不出去进行正常社交了，只想待在家闭门养病。这些做法，不但无益于症状的改善，还可能加重病感。

其实，面对常见的衰老现象或衰老导致的慢性疾病，老年人的

心态真的很重要，建议在做好与慢性疾病长期共存心理准备的基础上，听取医生的建议，积极调整生活方式，如胃口不好，可以少食多餐，减少不易消化的高油脂食物；睡眠不好，可以服用药物助眠；打羽毛球后身体不适，那就选择慢跑或散步等和缓的有氧运动……通过调整生活方式，适应身体衰老带来的变化。同时，也不应放弃平常心，要像健康人那样正常生活、正常社交。

作为自身健康的第一责任人，老年人要学会观察自己的身体，能在第一时间发现疾病带来的不适，并且能尽快去医院就诊，在医生的帮助下区分问题是由衰老还是疾病引起，接纳衰老，治疗疾病，学会与不适和平共处。面对衰老和疾病，心态放正，积极乐观，不急于求成，晚年生活依然能过得很精彩。

 知识扩展

延缓衰老，握紧健康素养这把"金钥匙"

虽然每个人都会变老，但变老的速度是不一样的。有的人是60 岁的年龄，80 岁的身体；有的人却是 80 岁的年龄，60 岁的身体。这固然与个人体质相关，但也与每个人的健康素养密切相关。良好的健康素养和健康管理措施，在一定程度上，可以延缓衰老。

 误区解读

无病老年人才是健康老年人

这种说法是不准确的。当前，老年人普遍存在多种慢性病共存

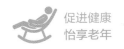
的现象，其中部分老年人还伴有功能障碍。但对于大多数患慢性病的老年人来说，他们病情控制稳定，生理和社会功能较好，有独立生活能力，自我评价良好，是否能纳入健康老年人群呢？答案当然是肯定的。

2022年版《中国健康老年人标准》对健康老年人做出了明确的定义："指60岁及以上生活自理或基本自理的老年人，躯体、心理、社会三方面都趋于相互协调与和谐状态。"具体来说，老年人只要满足以下9条标准即为健康老年人：生活自理或基本自理；重要脏器的增龄性改变未导致明显的功能异常；影响健康的危险因素控制在与其年龄相适应的达标范围内；营养状况良好；认知功能基本正常；乐观积极，自我满意；具有一定的健康素养，保持良好生活方式；积极参与家庭和社会活动；社会适应能力良好。

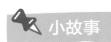 **小故事** **健康老年人标准的发展和变迁**

19世纪40年代，世界卫生组织提出健康的定义，指"个体不仅没有疾病和衰弱，并且在身体、精神和社会上都呈现完满状态"。该定义面向全人群提出，其中也包括老年人。随着时代的进步，健康老年人的评价不再局限于没有疾病，而是逐渐向机体的功能发挥和良好状态过渡。

1987年，美国学者罗韦（Rowe）和卡恩（Kahn）首次建立成功老龄化模型，其中对健康老年人的评价，要求没有年龄相关的生理和认知功能的下降，拥有良好的社会功能，但能达到该要求的老年人非常少。此后，对于健康老年人的标准逐渐放宽，允许有慢性疾病的轻微表现和／或机体功能的轻度下降。

1982 年，中华医学会老年医学分会首次提出了中国健康老年人标准的 5 条建议，认为健康老年人是指主要的脏器没有器质性病理改变的老年人。1995 年中华医学会老年医学分会修订增补标准为 10 条。2013 年再次补充修订标准，强调了健康老年人重要脏器虽有增龄性改变但功能未见异常。但也有学者认为此标准在指导临床评价中可能过于严格，应在实践中做进一步修订。

2020 年国家卫生健康委员会再次委托北京医院 国家老年医学中心牵头制订适合中国国情的健康老年人标准。于是，卫生行业标准《中国健康老年人标准》于 2022 年正式发布，此标准从躯体健康、心理健康和社会健康多维度出发，建立了科学实用、可操作性强的评估指标，对了解我国老年人群的健康状况、政府制定相关老龄政策，以及老年人自我健康评价等方面提供参考和依据。

（刘尚昕　王建业）

健康信息是要去伪存真的
——谨记国家发布的老年健康核心信息

小区里多年的老街坊都处成了朋友，六七十岁的他们有的喜欢钓鱼，有的热爱书法，有的痴迷绘画，还有的擅长打太极拳……在年轻人眼里，他们过着让人美慕的退休生活，但是他们也有年轻人没有的烦恼。他们关注健康信息，但往往在还未分辨真假的情况下，就凭一片热忱把消息传播出去："老李！

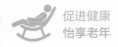
快走啦，快走啦，对面小区正在进行养生讲座，再不走就赶不上了。""刘大妈，你看老赵推送的这篇文章了吗？据说吃某某药可以强身健体、百病不侵哦，要不咱们俩也去买点儿！""听说了没，最近有一种理疗仪新产品，对颈椎病、腰椎病有奇效，一万多块钱，好多邻居都买了，我也打算来一个。"电视、网络、书籍等传统媒体、新媒体竞相给老年人推送五花八门的健康知识。分辨健康信息的准确性，从大量的健康知识中筛选出适合自己的、可信任的信息，是老年人面对的一道难题。

 小课堂

1. 如何辨别健康信息的真伪

网上关于健康的信息数量很多，其中有真的，也有假的。老年人接到推送的信息后，要先判断下，这是真的吗？判断真伪的方法主要有四种。一是看谁发布的，如果是由国家官方权威健康信息发布机构，如政府部门、各大医疗机构等发布的信息，可以相信；二是看作者的身份，如果是专科医生讲相关的专业，比如骨科医生讲骨科，那么可信度就比较高；三是要看发布的健康信息是否为最新观点，以及该观点是否经过科学验证；四是看该信息是否得到该领域的专家或权威机构的共同认可。后两种方法对普通老年人有一定难度。也有简单方法，比如从标题就可以做初步判断，若标题中出现"包治百病"等明显违背常识的说法和"紧急通知！请快转发"等包含了很多诱导转发词汇，都要谨慎；还有看出处，如果通篇信息无出处、无依据、无时间，都要慎重。

国家官方权威健康信息发布机构

政府部门、各大医疗机构

健康信息作者

专科医生

健康信息

最新且经科学验证，得到专家
或权威机构的共同认可

包治
百病

如何辨别健康信息的真伪

2. 老年健康核心信息包括哪些内容

2014 年，国家卫生计生委组织全国老年医学专家共同编写完成了《老年健康核心信息》，共 20 条，高度概括了老年人健康方方面面的信息，对老年人实现健康生活具有指导作用。

（1）积极认识老龄化和衰老。

（2）合理膳食，均衡营养。

（3）适度运动，循序渐进。

（4）及早戒烟，限量饮酒。

（5）保持良好睡眠。

（6）定期自我监测血压。

（7）定期监测血糖。

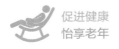

（8）预防心脑血管疾病。

（9）关注脑卒中早期症状，及早送医。

（10）重视视听功能下降。

（11）重视口腔保健。

（12）预防跌倒。

（13）预防骨关节疾病和预防骨质疏松症。

（14）预防压力性尿失禁。

（15）保持良好心态，学会自我疏导。

（16）预防阿尔茨海默病的发生发展。

（17）合理用药。

（18）定期体检。

（19）外出随身携带健康应急卡。

（20）促进老年人积极进行社会参与，结合自身情况参加有益身心健康的体育健身、文化娱乐等活动，提倡科学文明健康的生活方式。注重生殖健康，避免不安全性行为。倡导全社会关爱老年人，实现老有所养、老有所医、老有所为、老有所学、老有所乐。

知识扩展

养成良好的生活习惯

生活习惯是指在饮食、运动、睡眠等方面的习惯性做法。良好的生活习惯有利于老年人保持健康状态。在饮食方面，要定时、定量，建议老年人每天"三餐两点"，午餐稍多，早、晚餐要少，两餐之间可加奶类或水果；食物种类丰富，建议每日 12 种以上，每周 25 种以上，以谷类（米、面、杂粮）为主，适量动物性食物，蔬菜每天 3～5 种，每天有水果和奶，每周适量坚果。在运动方面，主张循序渐进。根据自身情况和爱好选择低、中强度运动项目，如快走、慢跑、游泳、舞蹈、太极拳等；10—11 点和 15—17 点为最佳运动时间，每次持续时间以 30～60 分钟为宜。在烟酒方面，建议及早戒烟，越早越好；若饮酒，应当限量，避免饮用 45 度以上烈性酒，切忌酗酒。在睡眠方面，每晚子时（23 点至次日凌晨 1 点）前上床睡觉，每天午时（11—13 点）可午休养精蓄锐。如果长期入睡困难或有严重的打鼾伴有呼吸暂停者，应当及时就医，在医生指导下使用药物或医疗器械。

给子女等照护者们：

给父母等长辈宣传科学的健康信息，为其创建健康信息环境

如果老年人看到的健康信息是假的，老年人信了又照做了，将对他们的身心造成损害。为减少老年人被错误、虚假健康信息误导的情况，作为晚辈，要主动给父母等长辈宣传科学的健康信息，温和、耐心地和长辈沟通，让他们知道你在关爱他们；看到优质信息和科学的公众号，可以推送给长辈，让他们体会到你在关注他们；看到老年人听信会产生严重后果的谣言，如"保健品可以替代药品"等信息，要提醒老年人不要相信，让他们知道你在保护他们；"老吾老，以及人之老"，遇到发布大量伪科学文章的公众号，要适当用投诉功能及时举报，以防更多老年人上当受骗，共同为老年人创设健康的信息环境。

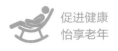
 误区解读

用药越多、越贵、越新，就越好

用药不在于药的多、贵、新，而在于对症。是否对症，要由医生来判断。用药须严格遵守医嘱，在医生的指导下，掌握用药的适应证、禁忌证，避免重复用药、多重用药。不滥用抗生素、镇静睡眠药、消炎止痛药、抗心律失常药、强心药等。不轻易采用"秘方""偏方""验方""新药""洋药"等。用药期间出现不良反应可暂时停药，及时就诊。

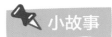 小故事　　听杨绛谈长寿

杨绛先生享年 105 岁，她的长寿秘诀，既不神秘也不复杂，一共四条：按时吃饭、按时锻炼、按时看书、保持豁达的心态。

在饮食方面，杨绛对自己饮食要求很严格，食物都是自己亲手做好，每天都会喝一碗大骨棒木耳汤，很少吃油腻的食物。在运动方面，清早起床之后，她会出去散步，练习大雁功、八段锦，喜欢在树下浅吟低唱，既呼吸了新鲜空气，又锻炼了腿脚。在保持良好心态方面，杨绛酷爱读书，觉得不读书一周就白活了，她在居所住了很多年，没有添置过新的家具，却满满都是书香。读书有静心作用，读书时她把自己融入字里行间，进入忘我之境，可以说，读书对杨绛的长寿起到了推动作用。除了读书以静心，杨绛的性格也十分豁达，她不追求名利，一心追求简朴的生活和安静的写作。

（高　超　于普林）

60 岁的人，血管可能已经 80 岁了
——揭开血管早衰的奥秘

　　张阿姨是一位 66 岁的退休公务员，以前她经常废寝忘食地工作，熬夜、工作压力大，血压一直高。几天前，张阿姨参加了一场婚宴，结束后，感觉胸口憋闷，她以为睡一觉就好了。可是第二天出门时，再次觉得胸口憋闷，于是去医院就诊。检查结果显示张阿姨血压高（166/104mmHg），左心肥大、脉搏波传导速度升高（左侧 1 860 厘米 / 秒，右侧 1 846 厘米 / 秒）。

　　在排队等待医生看结果时，她在门口听到医生跟一位 90 多岁的老年人说："老爷子，你不抽烟、不喝酒，坚持早睡早起和锻炼还是很有效果啊，你的血管跟 60 岁的人一样年轻。"但是轮到张阿姨时，医生告诉她，她的血管比 80 岁的老年人还要硬，并且已经出现了高血压和左心肥大，要严格按照要求服药并且改变生活方式。张阿姨很疑惑，为什么自己 66 岁的年龄，血管却 80 多岁了？

揭开血管早衰的
奥秘

💡 小课堂

1. 什么是动脉硬化和血管早衰

　　动脉是从心脏发出的不断分支的血管，它们起于心脏，分支延长，止于身体各组织内，负责将血液由心脏运送至身体各处。动脉的

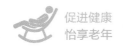
管壁会随着年龄增长发生硬化，通常在青少年时期就开始变硬，中老年时期硬化程度显著加重。动脉这种随年龄增长出现的硬化就属于血管衰老，也叫动脉硬化，当硬化到一定程度，会引起心血管疾病，以及一些相关疾病。血管的健康与寿命息息相关，血管健康的人普遍长寿。不良生活习惯、不良情绪、疾病等带来的刺激，会导致血管硬化加速，超过年龄增长的速度。比如前面提到66岁的张阿姨，血管已经加速硬化到80岁，这就是血管早衰，血管的年龄比身体的年龄大。

持续时间超过70年的弗莱明翰心脏研究显示，男性、高龄、高血压、高胆固醇血症、吸烟、糖尿病会加速血管衰老。另外，目前的研究还认为，高盐、高油、高糖、高热量饮食，酗酒，缺乏运动，精神压力大等，也有可能引起血管早衰。

经过询问发现，张阿姨经常废寝忘食地工作，熬夜、工作压力大，血压高了很多年。导致她年龄66岁，血管80岁；人家年龄90岁，血管60岁。但只要她遵医嘱，按时服药，自此保持良好的生活习惯，血管衰老的速度也会减缓。

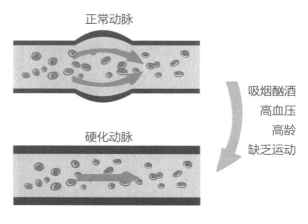

正常动脉与硬化动脉

2. 动脉硬化会导致全身多器官受损

动脉连接全身的组织器官，有一些器官需要丰富的血液供应，如大脑、肾脏、心脏。血管衰老、硬化之后，为了将血液供应给器官，心脏每次跳动产生的搏动能量将更快，到达器官时的强度也更大。异常增大的搏动能量会直接损伤这些器官，容易导致认知功能障碍、肾功能减退、心肌损伤、心力衰竭等一系列问题。

3. 动脉硬化怎么评估

目前，临床上评估动脉硬化程度的方法有很多，包括评估血管壁厚度、斑块大小和数量、血管硬度等。最常用的评估血管硬度的方法是测量脉搏波传导速度。通过判断受检者脉搏波传导速度在同龄人中的分布，可以直观地看到血管硬度与哪个年龄段相当。定期检查有助于及早发现血管早衰的存在，从而尽早进行干预，预防后续相关疾病的发生。

 知识扩展

须警惕血管已经出现严重老化的情况

（1）爬楼梯时感觉胸闷、胸骨后疼痛，持续 3 分钟以上，休息后很快缓解。

（2）短暂的意识丧失，表现为眼前一黑、突然晕倒，持续几秒钟至几分钟后缓解。

（3）双臂血压不一样。当双侧上肢血压差值为 20mmHg 以上时，可能提示血压低的那一侧上肢血管有血栓或狭窄。

（4）间歇性跛行，表现为走路的过程中突然出现下肢疼痛、

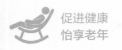

无力、麻木，休息之后症状缓解，但是在站立或者开始走路时没有异常。

（5）脉压（收缩压和舒张压的差值）增大，超过 60mmHg，以及血压波动大，安静状态下血压变化超过 40mmHg。

 误区解读

吃醋泡食品可以软化血管

醋本身是酸的，用醋泡东西，东西会变软。不少老年人就认为吃醋泡食品，就会软化血管，真的是这样吗？不是的，因为醋并不能直接进入血液。醋泡食物通过口腔进入消化道，经消化道的代谢吸收变成新的代谢物，而这个代谢物是碱性的。吃醋泡食物不但不能软化血管，反而可能因长期大量食用，直接造成牙齿和胃肠的损害。

（张宇聪　张存泰）

为何老年人比年轻人更易被新型冠状病毒感染——揭开免疫衰老的面纱

近些年，新型冠状病毒（简称新冠病毒）感染疫情大流行，大家都小心翼翼地做好防护，谨防被传染，但还是防不胜防。78 岁的张老伯被检出阳性，结合其他检出结果及临床症状，被诊断为新冠病毒肺炎，入院接受治疗。和他同时入院治疗的是一位 35 岁的年轻人，经治疗很快被批准出院；而张老伯的症状持续加重，在医院住了挺长时间才好转。对此，张老伯纳了闷：虽然他年纪较大，但身板儿也还算硬朗，看起来并不比年轻人差，为什么感染了同一种病毒，两个人的情况相差这么多？

揭开免疫衰老的面纱

小课堂

1. 同样被诊断为新冠病毒感染，为什么老年人的症状更加严重

感染上同类型的新冠病毒，为何老年人的症状更重？因为人老了，身体里的"战士"也会随之老化。这里的"战士"指的是人体免疫系统的"战士"，在人体内执行的任务很像"保家卫国"，时刻死盯"外来入侵者"（病毒或者细菌等）或者"内部骚乱者"（体内变异的细胞），一经发现，毫不手软，坚决清除，保护人体处于动态的健康中。

人老了，免疫系统的"战力"也会变差。在对"敌人"和"自己人"的区分上，不那么清楚，如被病毒入侵的肺细胞会被免疫系统误标记为"坏细胞"，从而被除掉。越来越多的"坏细胞"被除掉，正常的肺细胞数量减少，就会出现呼吸困难。另外，不仅免疫系统老化，肺本身也老化，一旦受到侵犯，憋喘等症状就会加剧，加上其他疾病，导致老年人患上新冠病毒感染的后果更加严重。

2. 如何提高老年人的免疫力

病毒日新月异，人的免疫系统也需要给予保养和维护，才能在老年仍能保持在较高的"战力"水平。保养方法，包括降低"外

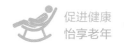

耗"和减少"内损"。

（1）如何降低老年人免疫系统的"外耗"：所谓不"外耗"，就是不因外来的病毒消耗掉自己存储的免疫力量。面对新冠病毒，最简单高效的降低外耗的方法就是勤洗手，老年人勤用肥皂搓洗双手，就可能把通过手来传播的病毒给洗掉了，病毒也就没有了进入人体消耗免疫系统的机会。另外，戴口罩也有同样的作用。打疫苗也是一个降低外耗的措施，注射疫苗相当于给免疫系统"加油"，调动免疫系统提前达到高水平。

（2）如何减少老年人免疫系统的"内损"：保持良好的生活习惯，具体落实到吃、喝、动、睡。

吃：饮食上要适当增加蛋、奶、肉、海产品的摄入，这些食物是免疫运行补给的"上等"材料；注意搭配水果蔬菜，这些是免疫系统的核心"辅料"。

喝：最简单的方法就是多喝水。无论免疫巡逻还是免疫监视，走的都是"水路"。

动：老年人要多参加集体活动，积极融入社会。与三两老友打牌、跳广场舞、户外徒步等，保持好心情，心情好是提高免疫精准度的法宝，适当的锻炼是维持免疫系统细胞活力的妙招。

睡：有些老年人睡眠质量不高，失眠严重，可以辅以药物治疗，睡个好觉能让老年人的免疫细胞元气满满。

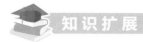 知识扩展

1. **什么是免疫系统**

免疫系统是人体的"安保"系统，它通过实时死盯（免疫监视）、仔细甄别（免疫识别）和发挥战力（免疫应答），发现和清除外来微生物，以及自身细胞的"异动"，使人保持在动态的健康状态。如果一个新生儿没有配置初级免疫系统（先天性免疫缺陷病），他无法平安长大；如果一个健康成年人的免疫系统被专门进攻免疫系统的病毒[人类免疫缺陷病毒（HIV）]感染，那么将出现严重的免疫缺陷，即获得性免疫缺陷综合征（艾滋病），不经治疗无法存活。

2. **免疫系统是从什么时候开始衰老的**

所有器官都会变老，免疫系统也不例外。免疫系统备战早，在胚胎期就已经启动了复杂的编排，刚出生时初具规模，青春期后储备达到峰值。峰值之后，慢慢进入衰减旅程，越老越弱。对免疫系统的保护建议从青春期开始，尽早保护。

3. **面对病毒感染，最危险的不是老年人，而是高龄老年人**

60岁老年人的免疫系统还能抵御大部分传染病；65岁的健康老年人很少因为普通流感而住院；70岁以上的老年人免疫系统衰老才日渐明显，表现为易患感冒，患病后周期长，不易痊愈；80岁以上的老年人免疫系统抵御能力显著降低，表现为易患肺炎，且病情较重。

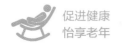
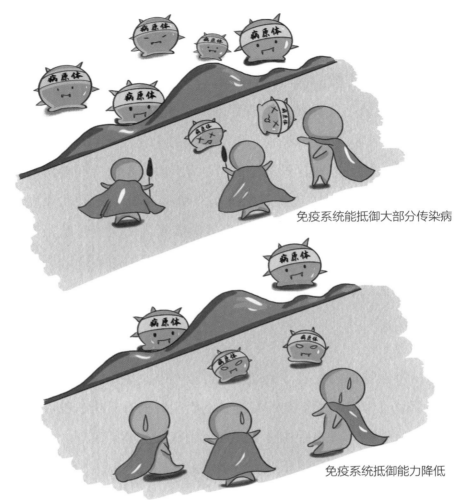

免疫系统能抵御大部分传染病

免疫系统抵御能力降低

免疫系统抵御病毒能力随年龄的增长而下降

4. 免疫系统衰老了会怎么样

免疫系统衰老了，它的能力，包括对异物的监视、甄别、应答和清除能力都会降低，可能导致内源性"叛乱"细胞偷偷疯长成恶性细胞，经年累月的"小失误"会使身体发生慢性低水平炎症反应，导致老年慢性疾病。

误区解读

1. 打疫苗对老年人来说"祸大于福"

这个认识是错误的。很多老年人一听说打疫苗就很抗拒，害怕疫苗的不良反应发生。其实，随着年龄的增长，免疫储备消耗得越来越多，免疫功能越来越弱，这时候，免疫系统特别需要疫苗的帮忙。衡量疫苗利弊的时候，要认识到疫苗带来的"必然的利"大于"可能的弊"。没有这些疫苗提前进行演习性防护，一旦病毒和细菌进入老年人体内，就有可能长驱直入，出现严重的、甚至是致命的疾病。因此，老年人的预防接种是非常有价值的，只要没有禁忌证，就应该打疫苗，如流感疫苗，建议每年都打。

2. 任何时候都要依靠自身免疫力，不使用免疫增强剂

此观点错误。对于低免疫力人群，如高龄老年人（年龄大于等于 80 岁）及慢性病毒和肿瘤的携带者，在流感季和新冠病毒感染流行期间，建议在医生指导下，使用一些免疫增强剂，如胸腺法新等。

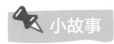 **科学家致力于提高疫苗对老年人的保护力**

在新冠病毒感染疫情期间，老年人是最脆弱的一群人，新冠病毒对老年人造成很大的伤害。其实不仅新冠病毒，其他各种病毒都更爱"欺负"老年人。老年人群被病毒侵害受到的损伤最大，疫苗保护力又被削弱，这就是由免疫系统衰老导致的一个无奈的现状。

为了让衰老的免疫系统被疫苗有效地预激活，提高对老年人的

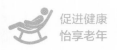
保护力，科学家们提出了多个策略：筛选出有协同效应的不同疫苗进行组合应用；筛选出一些辅助性的蛋白作为佐剂，这些佐剂就像老年人免疫系统的即时"兴奋剂"，它能在短期一过性地提高老年人的免疫识别能力，在这个时间窗内接种疫苗，能大大提高疫苗对老年人的保护效力；还有通过先进的皮下注射装置，高效激活免疫力。

这些策略能够有效地帮助老年人更大程度获得疫苗的保护，感谢科学家。

（王宇虹）

老年人如何吃出健康
——合理膳食，预防营养不良

李奶奶今年 76 岁了，有多年的高血压、糖尿病病史，胆固醇偏高，长期吃着七八种药。她崇尚健康饮食，平时吃得很清淡，吃的量也不多，主要是怕血糖、血脂高，也觉得自己活动少不用吃太多。一年前，李奶奶因为烂牙拔了 2 颗牙后，胃口大不如前；她本来吃的就少，拔牙之后，每顿更是只应付式地吃一点饭菜，肉类及粗纤维的食物（如小米等杂粮、芹菜等蔬菜）基本不吃。一年下来，体重掉了 5 千克。对此，李奶奶并没有在意，还觉得瘦点儿挺好。但也是从这时候开始，各种小毛病不断：头晕、乏力，走走路就觉得累，全身酸痛；不小心弄破了手，伤口要过好几天才能愈合；还经常感冒。上星期，李奶奶又一次感冒，吃了几天药也不见好，到医院一拍胸片，发现已经并发肺炎，住进了老年科。医生做了检查后说因为吃得太少，李奶奶已经营养不良了，这次肺炎就跟营养不良有很大关系。那什么是营养不良，营养不良会带来哪些不良后果，老年人营养不良又要怎样预防和治疗呢？

 小课堂

1. 什么是营养不良

碳水化合物（各种糖类的总称）、脂肪、蛋白质、水、无机盐、维生素、微量元素是人体所必需的七大营养素，这些营养素通过日常饮食获得。若吃得太少，或者吃得不均衡，导致这些营养素摄入不足或过剩，或者比例失衡，则容易引起营养不良，出现相应的营养不良症状，如消瘦、头昏、乏力、精神萎靡、水肿、易感冒、贫血等。营养不良容易导致身体功能下降，易出现反复感染、反复住院、伤口愈合慢、住院时间长等情况，会增加老年人衰弱、失能和死亡的风险。

2. 老年人营养不良的常见原因

年老，身体功能尤其是消化功能减退；患病；因独居、自理能力下降等不能获得足够的饮食；饮食搭配不合理。

3. 老年人如何保证好的营养

通常可以通过"手掌法则"来计算我们每天大概的进食量，用餐盘来反映我们每天食物搭配的比例和量，以保证营养均衡。

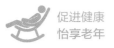
促进健康
怡享老年

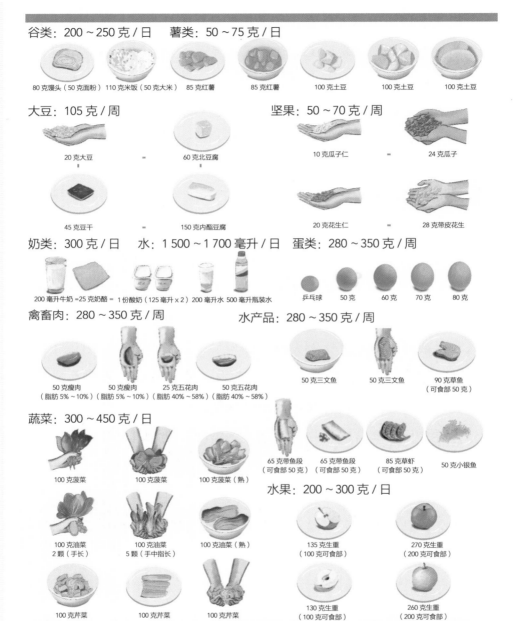

（以 65 岁以上老年人建议摄入量为例，所列数值为未经烹任的重量）

"手掌法则"估算每日进食量

（1）保证能量供给：食物中的碳水化合物、脂肪、蛋白质是主要的三大产能物质。①老年人一般每日需要的能量是 20～30 千卡/千克体重，根据各自的消耗量增减；②碳水化合物占总能量的 50%～60%；③脂肪占总能量的 20%～30%；④蛋白质占总能量的 10%～20%；⑤老年人每天足量饮水对维持代谢也非常重要，水推荐量为每日 30 毫升/千克体重。

（2）保证充足的蛋白质：老年人身体功能处于衰退状态，特别需要优质蛋白来维持机体功能（如蛋白质是肌肉增长的重要"原料"），补充以每天 1.0～1.5 克/千克体重为宜，以乳清蛋白、酪蛋白和大豆蛋白为主。推荐老年人通过奶制品、蛋、鱼、肉等补充蛋白质。

（3）丰富的蔬菜水果及一定量的干果：含有丰富的维生素和膳食纤维。建议老年人每天膳食纤维摄入量为 25～30 克，也不宜过多。

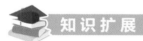 知识扩展

1. 老年人有以下问题就要注意营养不良的风险

（1）年龄70岁及以上，尤其是独居或生活能力下降的老年人。

（2）消瘦：体重指数（BMI）低于 20.5 千克/米^2[BMI= 体重/身高^2（千克/米^2）]。

（3）体重下降过快：过去 3 个月，体重下降超过自身体重的 5%，要警惕营养不良风险。

（4）摄入减少：过去 1 周内，饮食量比平时减少了 1/4 及以上。

（5）低蛋白：空腹抽血检测血清白蛋白低于 35 克/升。

（6）有多种慢性疾病。

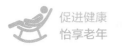

2. 营养不良的诊断

一般我们通过一些量表来评估是否存在营养不良，对老年人简单常用的是简易微型营养评定法：共 6 个问题，不能测体重的人可用小腿围代替。

简易微型营养评定法

指标	分值			
	0分	1分	2分	3分
过去 3 个月是否有因食欲下降、消化不良、咀嚼或吞咽困难而减少食量	食量严重减少	食量中度减少	食量没有改变	—
过去 3 个月体质量丢失	> 3 千克	不知道	1～3 千克	无
活动能力	长期卧床或坐轮椅	可以下床或离开轮椅，但不能外出	可以外出	—
过去 3 个月是否受到心理创伤或有急性疾病	是	—	否	—
精神心理问题	严重痴呆或抑郁	轻度痴呆	无精神心理问题	—
体重指数(BMI)(千克·米$^{-2}$)	BMI < 19	19 ≤ BMI < 21	21 ≤ BMI < 23	BMI ≥ 23
如果无法得到 BMI，用小腿围(CC)/厘米	CC < 31	—	—	CC ≥ 31

得分：

注："—"表示无此项评分赋值。得分为选择相应选项后的分值总和。首选 BMI 计分，如无法测量 BMI，则可用小腿围，两项选择其中一项计分，不可重复计分。总分共计 14 分。得分 12～14 分，提示营养状况良好；得分 8～11 分，提示有营养不良风险；得分 0～7 分，提示营养不良。

此外，医院也有一些营养不良诊断检测方法，包括肌肉量、肌肉功能、肌力、血清前白蛋白等检测。

 误区解读

进食不足导致营养不良的老年人吃蛋白粉就能补营养，不用吃饭了

这种观点是错的。假如我们每天进食量不够，能量产生不足，吃再多蛋白粉也无法补充身体所需的营养。蛋白粉不能代替正常饮食，所以保证每天正常的饮食量最重要。进食量达到要求、不偏食挑食的老年人，每天有充足的食物蛋白摄入，完全能从食物中获取足够量的蛋白质，只有特殊情况才建议补充蛋白粉。

（楼慧玲）

清淡饮食要有度
——肌少症老年人的营养处方

刘阿姨近期常感觉浑身没力气，去社区医院做了一些检查没发现什么问题。女儿不放心，带她来看了老年医学门诊，经过一系列的筛查和评估，刘阿姨被诊断为"肌少症"。医生询问刘阿姨的饮食情况，她说因为在社区医院体检查出高血脂，医生叮嘱要清淡饮食，自此，她每天只吃蔬菜，米饭吃一小碗，只有到了周末，餐桌上才能见到荤腥。平时饿了，她就用水果充饥，还时常把"老来瘦"挂在嘴边，跟大爷大妈们交流"健康养生"的心得。

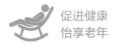

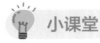 **小课堂**

1. 什么是肌少症，它是一种病吗

肌少症，又称肌肉减少症，是一种老年人常见疾病。表现为走路变得缓慢，站立困难，拿不起稍重的东西，容易跌倒甚至骨折，不明原因的体重下降、乏力等。人体老化的显著表现之一就是肌肉量减少，肌少症的诊断包括肌肉量减少，以及肌肉力量减小和功能下降。肌肉力量和功能可以分别用握力和步速来测量。

2. 肌少症老年人每天如何合理饮食

肌少症老年人饮食总热量建议20～30千卡/（千克体重·天），体形偏瘦的老年人可以增加至上述目标量的120%，饮食热量具体计算方法可以咨询老年科或营养科医生。每日应摄入的食物种类及比例可以按照"饮食餐盘"进行分配，蛋白质（鱼肉、鸡肉、豆腐等）应占据餐盘的1/4；膳食纤维（蔬菜和水果等）应占据餐盘的1/2，且颜色、品种应丰富多样；优质碳水化合物（谷薯类）应占据餐盘的1/4，如全麦、大麦、燕麦等，以及用其制作的食物。

3. 肌少症老年人每天要补充多少蛋白质

蛋白质是肌肉生长的"基础材料"，人体内的所有蛋白质都处在合成和分解的动态平衡中，补充蛋白质对肌肉有积极的影响。《中国居民膳食指南（2022）》中健康成年人膳食蛋白质推荐量为0.8克/（千克体重·天），与年轻人相比，老年人的需要量增加，因此，肌少症老年人蛋白质的推荐摄入量是1.2～1.5克/（千克体重·天）。

4. 哪种类型的蛋白质最适合肌少症老年人

蛋白质由氨基酸构成，构建人类蛋白质的20种氨基酸中有8

种氨基酸人体不能自己合成，必须每天通过食物摄取。根据每种食物 8 种氨基酸含量的高低，评价食物所含蛋白质的优劣。8 种氨基酸都含有，而且配比适合人体所需，就被称为优质蛋白质，优质蛋白质最适合肌少症老年人。大部分优质蛋白质来源于动物性食物，如蛋、奶、肉、鱼等，还有少量植物性食物，如大豆等。肌少症老年人推荐蛋白质的摄入中，优质蛋白质比例最好能达到 50%。

5. 肌少症老年人补充蛋白质时如何合理分配

除了考虑蛋白质的摄入量和品种外，每天蛋白质的分配也是至关重要的。食物中的蛋白质就像是肌肉工厂的原材料，每天多次蛋白质的摄入，可以最大化刺激肌肉蛋白合成。在日常生活中，老年人每日的蛋白质摄入通常都是不均匀的，90% 以上的老年人常常把稀饭、油条、面条等以碳水化合物为主的食物作为早餐，达不到刺激肌肉蛋白合成的最佳量。为了最大限度地发挥蛋白质补充的效果，我们推荐将蛋白质的摄入平均分配到三次正餐中，尤其注意早餐时主食需要搭配牛奶、鸡蛋，不把主食作为早餐唯一的能量来源。另外，将鱼、肉、蛋、奶、豆分配到每顿餐食中，这顿有奶、蛋，下顿有鱼肉，再下顿有鸡肉，尽量确保每顿饭都有蛋白质的摄入，注意要根据自己的体重粗略计算一下每顿的摄入量。

6. 肌少症老年人如何提高蛋白质补充的效果

单纯补充蛋白质引起的肌肉蛋白合成增加是短暂的，进餐 2 ~ 3 小时后，肌肉蛋白合成就又回到原有水平，但运动后可以刺激肌肉蛋白的合成持续长达 24 ~ 48 小时。因此，肌少症的预防和治疗除了蛋白质的补充还要结合运动，推荐以抗阻训练为主，如健身器材训练（包括哑铃、弹力带等），生活中的推、拉、拽、举、

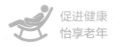

压等动作，每周至少 3 天进行肌肉强化运动。

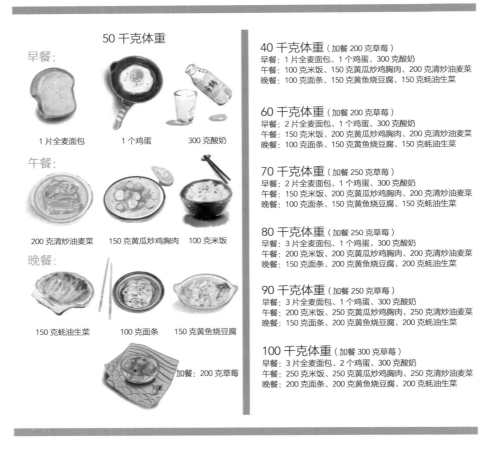

50 千克体重

早餐：

1 片全麦面包　　1 个鸡蛋　　300 克酸奶

午餐：

200 克清炒油麦菜　150 克黄瓜炒鸡胸肉　100 克米饭

晚餐：

150 克蚝油生菜　100 克面条　150 克黄鱼烧豆腐

加餐：200 克草莓

40 千克体重（加餐 200 克草莓）
早餐：1 片全麦面包、1 个鸡蛋、300 克酸奶
午餐：100 克米饭、150 克黄瓜炒鸡胸肉、200 克清炒油麦菜
晚餐：100 克面条、150 克黄鱼烧豆腐、150 克蚝油生菜

60 千克体重（加餐 200 克草莓）
早餐：2 片全麦面包、1 个鸡蛋、300 克酸奶
午餐：150 克米饭、200 克黄瓜炒鸡胸肉、200 克清炒油麦菜
晚餐：100 克面条、150 克黄鱼烧豆腐、150 克蚝油生菜

70 千克体重（加餐 250 克草莓）
早餐：2 片全麦面包、1 个鸡蛋、300 克酸奶
午餐：150 克米饭、200 克黄瓜炒鸡胸肉、200 克清炒油麦菜
晚餐：100 克面条、150 克黄鱼烧豆腐、150 克蚝油生菜

80 千克体重（加餐 250 克草莓）
早餐：3 片全麦面包、1 个鸡蛋、300 克酸奶
午餐：200 克米饭、200 克黄瓜炒鸡胸肉、200 克清炒油麦菜
晚餐：150 克面条、200 克黄鱼烧豆腐、200 克蚝油生菜

90 千克体重（加餐 250 克草莓）
早餐：3 片全麦面包、1 个鸡蛋、300 克酸奶
午餐：200 克米饭、250 克黄瓜炒鸡胸肉、250 克清炒油麦菜
晚餐：150 克面条、200 克黄鱼烧豆腐、200 克蚝油生菜

100 千克体重（加餐 300 克草莓）
早餐：3 片全麦面包、2 个鸡蛋、300 克酸奶
午餐：250 克米饭、250 克黄瓜炒鸡胸肉、250 克清炒油麦菜
晚餐：200 克面条、200 克黄鱼烧豆腐、200 克蚝油生菜

肌少症患者补充蛋白质食谱图

 知识扩展

1. 饮食摄入蛋白质补充量仍不够的肌少症老年人该怎么办

食欲减退的老年人，通过饮食摄入往往难以达到蛋白质目标量，可以通过口服营养补充（ONS）来达到。ONS 是以增加能量和营养为

目的，将能够提供多种宏量营养素和微量营养素的营养液体、半固体或粉剂等制剂作为饮料或加入饮品和食物中经口服用。当肌少症患者进食量不足目标量的 80% 时，推荐使用 ONS。ONS 制剂摄入量 400 ~ 600 千卡 / 天，应在两餐间服用，或 50 ~ 100 毫升 / 时啜饮。推荐摄入以动物蛋白（如乳清蛋白、酪蛋白等）为主要蛋白质来源的 ONS 制剂，ONS 的种类和摄入量建议在医生的指导下选择。

2. 肌少症老年人除蛋白质外还需要补充哪些营养素

维生素 D 是调节钙、磷及骨代谢平衡的重要因素，对骨骼健康很重要，对肌肉健康也有潜在的重要作用。当老年人血清 25- 羟维生素 D_3 低于正常范围最小值时，应予以补充。推荐维生素 D 的补充剂量为 15 ~ 20 微克 / 天（600 ~ 800 国际单位 / 天），同时可适当增加海鱼和蛋黄等维生素 D 含量较高食物的摄入，并增加户外活动。多吃深色蔬菜和水果，适当补充含多种抗氧化营养素（维生素 C、维生素 E、类胡萝卜素、硒）的膳食补充剂。

 误区解读

1. 肌少症老年人只吃营养保健品就可以了

很多老年人迷信保健品，甚至将保健品当作药物或取代食物来吃，认为各类保健品买全了就能保障所需营养、延年益寿了，其实老年人在保健品方面的误区很多。大多数保健品只是营养补充剂，不是药物，更不能取代食物，并不能起到治疗疾病的作用，长期服用还容易增加肝肾负担，老年人不能盲目相信保健品，要警惕虚假宣传。切记单纯的营养素叠加是无法代替食物本身的营养价值的，

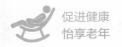
科学合理改善膳食结构、均衡营养，尤其是合理补充优质蛋白质才是最优选择。

2. 医生建议的清淡饮食就是"青菜白粥"

很多老年人，尤其是患有心脑血管疾病的老年人，时常把医生建议的清淡饮食理解为尽量吃蔬菜、少吃肉。其实，绝对禁吃荤菜并不能保证健康长寿，相反，可能会导致蛋白质等营养素供给不足，对身体造成许多伤害，如患上肌少症。医生建议的清淡饮食是指在膳食平衡、营养合理的前提下，不用油煎油炸、重盐的烹调方式，不用辛辣刺激的调料，以及不食用油脂含量高的食物。

（张　勤）

"口重"血压高
——践行健康减盐

张大妈和李大爷是生活在北方沿海地区的一对老夫妻。李大爷总说生活就是要"有滋有味"，以自己的重口味为荣，做菜时盐、酱油、鸡精、味精、蚝油等作料全都用上，咸菜、泡菜、腊肉、火腿、午餐肉、肉松等更是爱不释手。有天遛弯儿回家之后李大爷突然不舒服了，他跟张大妈说自己没走几步路，但是觉得特别累，还有点儿头痛、头晕。于是张大妈赶快带着李大爷来到医院，医生诊断李大爷患了高血压。一番问询之后，医生了解到李大爷日常口味偏重，经年累月的高盐饮食与李大爷高血压有关，需要马上纠正高盐摄入的饮食习惯，否则除了高血压还会增加其他疾病的患病风险。

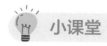

1. 盐是什么

我们日常生活中最常见的盐为食盐，食盐的化学成分是氯化钠。钠可以帮助细胞传递信号，从而调节生物体的生理活动；氯化物则主要帮助人体消化，保持体内的酸碱平衡。我们每个人都离不开盐，一旦体内缺少盐分，就会造成体内含钠量过低，会出现食欲过低、四肢无力，发生眩晕；严重的时候更会出现恶心、厌食、心率加速等。

食盐来自海水等天然物质的加工，种类包括用来腌菜腌肉的粗盐，炒菜时使用的精盐，以及为满足不同人群需求制造的低钠盐、加碘盐等。除此之外，我们生活中还有很大一部分的咸味是由多种调味品来提供的，如酱油、豆酱、味精等，这些调味品的含盐量也较多，除了提供咸味，也能为我们的饭菜提供鲜香等滋味。

2. 过量摄入盐的危害

老年人常说："我吃过的盐比你走过的路还多。"从健康的角度讲，过量吃盐还真不是什么好事情。盐使我们的味蕾体验美妙生活，但过量摄入，这个必需又美味的东西就变成了极具杀伤力的健康"杀手"。除了众所周知的高血压，它还能引起骨质疏松，甚至诱发胃癌。

（1）升高血压：摄入大量盐分后，血中钠离子浓度增大，身体此时向大脑发送信号——"您该喝水啦！"咕咚咕咚几杯水下肚后，大量的水进入血液来稀释钠离子浓度，从而导致血容量增大，对血管壁产生的压力也随之增大。长此以往会增加血管壁的压力并

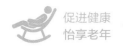

造成收缩压和舒张压异常，最终引发高血压。

（2）损伤肾功能：盐的主要成分——钠会从肾脏排出，吃盐太多会加大肾脏的负担。

（3）损伤胃健康：吃太多盐会降低胃部黏液的黏度，导致黏液对胃壁的保护作用减弱。当胃的保护层作用被削弱，进入胃里的食物中有害物质将会直接作用于胃壁，致使胃病的发生，甚至诱发胃癌。

（4）影响钙吸收：盐分摄入过多时，身体会努力排钠，而在排泄钠离子的时候增加钙的排出量，导致骨质疏松，所以医生常说"少吃盐等于多补钙"。

 知识扩展

如何能做到减盐饮食

每年 9 月的第三周为"915"减盐周，向公众宣传"就要 5 克盐"的减盐理念。健康成年人每天食盐不超过 5 克，老年人和儿童应酌情减少烹调用盐量。

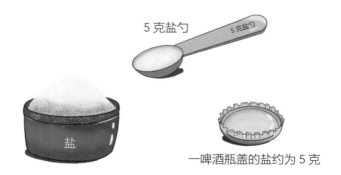

一啤酒瓶盖的盐约为 5 克

盐的等量估算

减盐有三原则：少吃盐、少吃高盐食品、减少食用量。平时可以注意以下几点。

（1）良好的饮食习惯：更多选择新鲜食材而非腌菜、咸肉、泡菜等含盐量高的易储存食材；选择更加健康的烹饪方式，减少提前腌制肉类、酱焖、卤菜等烹饪方式，更多地通过蒸、煮、快炒等方式保留菜品的原汁原味；烹饪菜肴时，可在出锅前放盐，使盐附着在食品表面能够保持咸味充足，制作饭菜和食用过程都应尽量避免使用其他咸味调味品来重复调味，如想增加风味可使用辣椒、胡椒等天然调味品替代；选用低盐调味品，如低钠盐、减盐酱油等。

（2）使用减盐工具：使用定量盐勺，定量盐勺一般分为 2 克盐勺和 5 克盐勺，一平勺分别是 2 克盐或 5 克盐。成年人平均一餐不宜多过 2 克盐。

（3）学会看食品营养成分表：在购买预包装食品时，学会阅读营养成分表非常重要。食品营养标签上的钠（Na）就表示含盐量的高低。购买食品时应尽量选择钠盐含量较低的食品。警惕"藏起来"的盐，即那些名字里没"盐"，却含盐量高的食材，如：①调味品，味精、酱油、番茄酱、甜面酱、黄酱、辣酱、腐乳等；②腌制品，咸菜、酱菜、咸蛋等；③熟肉制品，香肠、午餐肉、酱牛肉、火腿、烧鸡、鱼干等；④方便、快餐食品，方便食品、速冻食品、罐头食品等；⑤零食，甜点、冰激凌、饮料、话梅、果脯、肉干等，它们虽然以甜味为主，同时里面也含有很多盐。

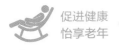

误区解读

1. 不吃盐会没劲儿

"不吃盐没劲儿"，是在以前缺盐、几天都吃不到盐的日子，尤其是体力劳动者，人体流失的钠得不到补充，出现电解质紊乱，身体乏力，于是有了"不吃盐没劲儿"的说法。

目前，我们的平均食盐摄入量远远超出了生理上的需要量，不需要额外向食物中添加食盐。与此相反，减少盐的摄入可以获得血压降低等益处。

2. 没有盐饭菜就不香了

这是味蕾的一种感觉。如果长期高盐饮食，就会使味蕾变得迟钝，那么就需要更多的盐才能感受到咸味。但是如果不吃盐或者吃盐量较少，那么味蕾就会变得非常敏感，即使食物本身所含有的少量盐，也能够感受到足够的咸味。

我们的味蕾需要 2～6 周时间来适应这种变化，当我们适应了这种较淡的味道，味蕾就可以感受到食物本身的鲜美味道了。

3. 使用减盐酱油来替代盐，就不用担心吃了过多的盐

减盐酱油是指以大豆和／或脱脂大豆（食用大豆粕）、小麦和／或小麦粉和／或麦麸为主要原料，经微生物发酵后通过减盐技术制成，对比日常使用的酱油含盐量减少 1/4 以上。但仍需要根据盐的摄入要求，定量使用。

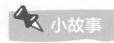

小故事 **盐与高血压的故事**

科学家通过大量的人群调查发现，人群血压水平、高血压的患病率均与食盐的摄入量密切相关。生活方式会影响人群盐的摄入量，因纽特人过着相对"原始"的生活，盐摄入量非常少，高血压患病率很低，而且血压随年龄升高的趋势不明显，但当这些人群采用了"现代"的生活方式后，盐摄入量增加，血压水平也跟着变高了。我国北方人喜欢高盐饮食，盐摄入量高于南方人，高血压的患病率也呈北高南低的趋势。另外，有些人对盐量的变化更敏感，如50岁以上的和有家族性高血压的人，如果膳食中食盐量增加或减少，血压立刻就会随之改变。高盐饮食除了会引起血压升高，还会改变血压的变化规律，从昼高夜低变成昼高夜也高，使心脑血管意外发生的危险性大大增加。

（宋隽清　石文惠）

老年人的水之密语
——科学饮水

李奶奶今年70岁，身体还算健康，每晚还去跳广场舞。去年夏天的一个中午，却突然晕倒被救护车送医院，经过一周的治疗才好。看起来身体还不错，怎么会突然晕倒呢？原来，李奶奶在晕倒前的几天一直低热，她认为是感冒了，想着出出汗就会好。于是关闭门窗和空调，只开电风扇对着自己吹，脖

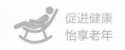
子上围一条毛巾，水也不喝，几个小时后汗没出来，人却晕倒了。幸亏家人及时发现，送到医院，查了颅脑CT、心电图、血常规、急诊生化、肌钙蛋白，以及心肌酶谱等，都没有发现异常，后来医生仔细询问晕倒之前的经过，怀疑中暑的可能性较大，立即紧急输液，补充水和电解质，几天后病情好转，也不发热了。李奶奶怎么会中暑呢？正确地饮水对老年人有多重要？

 小课堂 ··················

1. 水对人体的重要意义

水是地球上最常见的物质之一，是包括人类在内所有生命生存的重要资源，是人体所需的七大营养素之一，是生物体最重要的组成部分。人体所有细胞和器官都含有水分。人到老年，体内固有的水分会随着年龄的增长而逐渐减少，出现慢性脱水现象，细胞内水分可减少30%～40%。中年以后皮肤出现的皱纹，就与皮肤细胞所含水分逐渐减少有关。

2. 喝水过多或过少都不利于健康

当人体缺水或者摄入过多时，都会对人体健康产生不利影响。

缺水常见的症状就是口渴，并伴有乏力、情绪激动、兴奋等症状，严重时可产生肌肉抽搐、手脚麻木、血压降低、肢体冰凉等；更严重时会因电解质代谢紊乱抽搐，导致严重后果。

水摄入过多，表现为乏力、头晕、记忆力下降、注意力不集中等，还会出现胃酸下降、血压上升，明显水肿，甚至预后极差。

3. 为什么老年人比年轻人更易处于脱水状态

随着年龄的增长，老年人肾脏浓缩尿液的能力减退，同时还可能伴随认知能力损伤，即对缺水的感知力下降，明明身体已经缺水了，却感觉不到渴。一旦口渴等感觉减弱，老年人就不会或很少主动地去喝水，使身体所需水分不能及时得到补充。而且，老年人由于免疫能力降低，容易发热、感冒；消化系统能力降低，容易呕吐、腹泻，又增加了身体失水的风险。所以，老年人不要等口渴了再喝水，应该主动、规律饮水。

 知识扩展

1. 老年人缺水的危害

（1）心律失常：体内水分不足，血容量降低，当明显降低时，可伴有头晕乏力、胸闷气急等表现，严重时可诱发心律失常。应迅速静脉补液扩容，改善因体液不足导致的临床症状。

（2）心肌梗死：由于缺水，全身血容量减少，导致心脏灌注下降，心肌缺血。临床上，因急性腹泻导致心肌梗死的病例时有出现，应引起高度重视。

（3）体内有害物质蓄积：慢性缺水时，尿量会减少，汗腺分泌也减少。这会影响到体内代谢产物的排泄，时间长了造成有害物质在体内蓄积，使人体出现慢性中毒。

（4）脑血栓形成：血液黏稠度过高是引起脑血栓的重要原因之一。而血液黏稠除血脂异常外，一个主要的原因就是体内缺水。其中夜间失水最为严重，使血小板凝聚力与黏附力加强，所以清晨

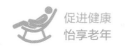
是脑血栓的发病高峰。

（5）白内障加重：人眼内的液体含量较高，在机体缺水时，会引起眼晶状体浑浊，导致视力下降。资料表明，既往曾发生 1 次急性脱水的老年人，患白内障的概率增高；曾有 2 次脱水者，白内障发病率更高。

2. 老年人怎样饮水有益健康

（1）喝水量：《中国居民膳食指南（2022）》提出，老年男性每天总水适宜摄入量应为 3 000 毫升，其中直接饮水适宜摄入量为 1 700 毫升，食物中获取水量为 1 300 毫升；老年女性每天总水适宜摄入量应为 2 700 毫升，直接饮水适宜摄入量为 1 500 毫升，食物中获取水量为 1 200 毫升。

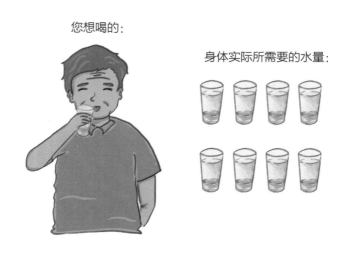

每天应喝 8 杯水

（2）喝水时间：常规建议，早晨起床一杯（200 毫升）、晚上睡前一杯（200 毫升）。其余的水在一天内尽可能地均匀分成 6 ~ 7

次饮用。

（3）老年人该喝什么水：《中国居民膳食指南（2022）》明确指出，推荐饮用白水或茶水，尤其首选饮用白开水作为满足人体健康最经济实用的摄入水源，而非冲泡或其他功能饮品。其次，饮用水温建议在 30℃以下的温开水为宜，既不会强烈刺激肠道蠕动，也不易造成血管的强烈收缩。

 误区解读

1. **只在口渴时才喝水**

老年人由于身体各器官的功能下降，尤其是循环系统和神经系统敏感性降低，常常会出现身体缺水而不"口渴"的情况，当感到口渴时，身体缺水已经很严重了，可能出现心烦和少尿等身体不适。

2. **害怕尿频不敢喝水**

由于老年人膀胱储尿能力下降、功能减退等原因，造成老年人尿频，导致有些老年人不敢喝水。对于这种情况，老年人应从自身的情况出发，少量、多次饮水，而非不喝水。

3. **晚上睡觉前大量喝水**

合并心、肾功能障碍的老年人，夜间应控制饮水量，以免加重水肿。比较可取的做法是在睡前 2 小时左右饮用温开水或低糖低脂牛奶 200 毫升，并避免做较剧烈的运动，睡前再尽量排尿，以保障安稳充足的睡眠。

（拓西平　孙小毛）

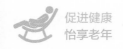
健康长寿可追求
——老年人如何选择抗衰老营养补充剂

退休的李爷爷糖尿病多年，平时非常注意保养，朋友给他推荐了一些号称可以抗氧化、延缓衰老的营养品，他毫不犹豫地购买了许多。现在他每天早上服多维元素片和乳钙胶囊；中午一粒蔓越莓胶囊、一粒葡萄籽胶囊；晚上把白天这些再吃一遍，另外还得加一粒鱼油胶囊。

营养补充剂已经成为许多老年人的日常消费需求。但是，吃这些真的可以抗衰老吗？

老年人如何选择
抗衰老营养
补充剂

 小课堂

营养补充剂，又称膳食补充剂、营养补充品等，是弥补饮食中营养素摄取不足的一种制剂，用来补充人体所需的氨基酸、维生素、微量元素、矿物质等。老年人受到器官功能减退和疾病的影响，特别是消化吸收能力下降，使得老年人对于营养素的需求升高，需要额外补一些营养素。

说到额外补充营养，大多数老年人重视补钙、补维生素 D，但对于其他营养补充剂的抗衰老作用就不太了解了。科学研究结果显示，营养补充剂对衰老及年龄相关的疾病（如癌症、心脑血管疾病和肌少症等）具有积极的影响。随着相关研究越发深入，目前国际上研究比较热门的抗衰老的营养补充剂包括：ω-3 多不饱和脂肪酸补充剂、烟酰胺腺嘌呤二核苷酸补充剂、亚精胺和氨基葡萄糖等。但目前大多数关于这些营养补充剂的研究都来自细胞实验和动物实验，人群中的研究结果较少。所以我们只能说吃了这些营养补充剂，可能有助于延缓衰老并对一些慢性疾病有一定好处。

1. ω-3 多不饱和脂肪酸补充剂

ω-3 脂肪酸是一种多不饱和脂肪酸，主要包括：α- 亚麻酸（ALA）、二十碳五烯酸（EPA）和二十二碳六烯酸（DHA）。ALA主要来源于核桃油、亚麻籽油等植物油；EPA 和 DHA 主要来源于深海鱼油。DHA 俗称"脑黄金"，对智力和视力发育至关重要。

国内外的研究发现，ω-3 脂肪酸对抗衰老有一定好处，如有助于降低血压、改善血脂、舒张血管和抗炎等，对心血管疾病、癌症、糖尿病和肾脏损伤等疾病也有一定的益处，但这些作用还需进一步研究验证。

2. 烟酰胺腺嘌呤二核苷酸补充剂

烟酰胺腺嘌呤二核苷酸（NAD^+），俗称抗衰老辅酶 I，参与多种细胞代谢过程。一般通过补充 NAD 前体物质，在体内转化为 NAD^+。目前主流的 NAD 补充剂包括烟酰胺核苷（NR）和烟酰胺单核苷酸（NMN）。

NR 和 NMN 都是天然产物，是维生素 B_3 的另一种形式，已被证实在动物中具有延缓衰老、促进健康长寿的作用。科学证据显示，补充 NAD^+ 可能有助于改善睡眠、增强体力、改善听力、保护肝肾功能，并且在许多老年疾病（如糖尿病、心脑血管疾病、癌症等）中具有保护作用。

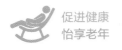
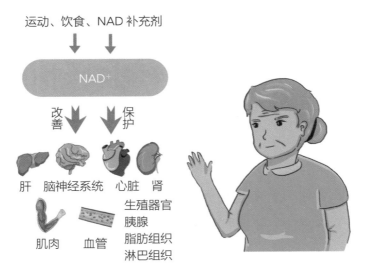

烟酰胺腺嘌呤二核苷酸（NAD⁺）的作用

3. 亚精胺

亚精胺是一种天然存在的多胺，存在于多种食品中，如成熟奶酪、豆类和全谷物，参与了许多重要的生命过程。

一般来说，随着年龄的增长，人体中亚精胺的水平会不断减少。然而长寿的人亚精胺水平和年轻人相似，这意味着维持亚精胺水平或许能促进长寿。动物实验发现，在饮食中加入亚精胺可延长小鼠的寿命；在有关人群中的研究显示，饮食中高水平的亚精胺可能与全因死亡率的降低存在关联。未来，亚精胺有希望成为一种新的预防和抗衰老的营养补充剂。

4. 氨基葡萄糖

氨基葡萄糖是一种天然的氨基单糖，从蟹类等带壳的海洋生物中提取，是人体关节软骨合成蛋白多糖所必需的物质。服用氨基葡萄糖可修复和维护关节软骨，增加润滑作用，因此被广泛用于治疗骨关节炎。

科学家发现，在哺乳动物中，氨基葡萄糖起到抗炎和抗氧化等与抗衰老有关的作用，还可延长老年小鼠的寿命。

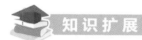 知识扩展

老年人如何选择营养补充剂

市场上营养补充剂的质量良莠不齐，许多产品成分不明确，甚至可能添加了未列入产品标签的潜在有害物质，长期服用可能对身体有害。因此，应选择正规渠道购买营养补充剂，多咨询医生或营养师，不要轻信广告产品。

营养补充剂包含部分保健食品和非处方药。国产及正规原装进口保健食品，外包装上都有国家药品监督管理局批准的保健食品标志（天蓝色图案，俗称"蓝帽子"），下有"保健食品"字样。购买营养补充剂前应看清批准文号，并可通过国家药品监督管理局的官网进行查询。还应看清产品外包装和说明书上的其他标识内容，包括名称、生产厂家、成分、生产日期、有效日期、适宜人群、用法用量、注意事项等。为尽量避免购买到假冒或掺假产品，建议选择在医院、正规药店、大型商场超市等地方购买，并索要购买凭证和发票。

 误区解读

1. 营养补充剂是最好的营养补给方式

营养补充剂不是最好的营养补给方式，平衡膳食是保证和改善

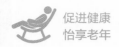
机体营养的最基本途径，只有当有些老年人由于各种原因无法摄入足够的平衡膳食时，营养补充剂是较好的替代方法，可解决这部分老年人营养不足的问题，但需要到正规医院的营养科医生那里问诊。

2. 营养补充剂可以代替药品

此观点错误。营养补充剂有别于药品，绝不能替代药品。在临床上，确实存在医生建议患者使用某些营养补充剂的情况，但也只是起到辅助治疗的作用。一旦生病了，应服用药物，千万别把营养补充剂当药吃。

（李　琛　刘幼硕）

劳动不能代替体育锻炼
——老年人要科学运动

张大爷退休以后，活动身子骨的方式，就是帮儿子带孩子和散步。近日，天气突然降温，他喷嚏不断，有时伴有头痛。儿子带他去医院检查，发现除了感冒，张大爷的血压和血糖都高了。医生说，这是由于天气突然降温，身体不适应引起的。老友王大爷来看望他说，变个天，就把你击垮了，你这抵抗力不行啊。仅仅散步是不够的，还需要抽出时间专门进行运动，尤其应加强力量训练。王大爷说自己2年前听从运动医学专家的指导开始锻炼，尤其注重力量练习，目前身体健壮，完全能够适应天气变化。在王大爷和儿子的鼓励下，张大爷听从运动医学专

老年人科学运动

家的指导进行体育锻炼，目前参加锻炼 2 个月了，感觉自己的力气又回来了。

 小课堂

1. 老年人需要加强力量训练

随着年龄的增长，老年人身体的合成代谢会慢慢减弱，其中蛋白质分解大于合成，致使老年人的肌肉含量逐年降低，这是一种生理现象。肌肉力量训练可以增加肌肉含量、加快糖代谢、改善骨质，可以减缓肌肉质量、力量和功能的衰退速度，是增加身体功能的良好方式。为了更好地生活，老年人在有氧运动的基础上可增加抗阻运动（力量训练）。比如爬低层（2～3 层）楼梯、哑铃练习等，但应避免大重量杠铃练习。

2. 劳动不能代替体育锻炼

虽然劳动和体育锻炼都是体力活动，但两者并不能等同。首先，体力劳动是某个或几个肢体环节（肌肉群）不断重复的单调运动，如割稻子、麦子等就是长期弯腰动作。相比之下，科学的体育锻炼能促进全身各环节与肌肉群的全面、均衡发展。其次，长时间、机械重复的体力劳动运动强度不够，同时会让人产生疲劳和厌倦之感，而体育锻炼会使人变得愉悦，富有朝气。最后，劳动并不能满足人的社交需求，而体育运动可以通过促进群体间积极互动，满足个体的社交需求。

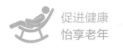
知识扩展

1. 老年人功能和动作能力退化的特征

随着年龄的增长，老年人的感官和心肺功能，动作能力（包括精细动作和平衡、动作速度）都将退化。多数老年人动作能力退化的典型顺序为：手和足末端的精细动作和中心平衡能力、肢体动作速度能力、躯体感觉知觉能力、整体动作耐力。

（1）进入老年后，个体的精细动作能力随着大脑功能的衰退逐渐降低，随后持续下降，主要表现在手指控制与足踝稳定平衡能力。建议采用等长训练（肌肉两端起止点固定下的肌肉收缩方式），如抓球等，老年人等长训练项目的选择须咨询医生。

（2）75～83岁，老年人的肢体动作能力下降较为突出，面对应激情况，不能及时做出动作反应。建议采用等张训练（肌肉收缩缩短和放松交替进行的方式）练习肌肉功能，比如负重蹲起、轻负荷卧推或挺举等。

（3）84～89岁，老年人的视觉、听觉、触觉等感官能力逐渐降低。建议强化四肢功能练习，即练习手劲和脚或踝部肌肉力量，延缓感官功能的衰退。

（4）90岁以上，老年人的心肺功能逐步衰退，动作功能不能长时间保持，从而逐渐失去身体的各个肢体环节的动作耐力。建议采用腹式呼吸或逆腹式呼吸等方式进行深层肌肉功能练习，对抗心肺功能的衰退。

2. 老年人锻炼过程中动作不宜突然过大

老年人如果运动时动作幅度过大、强度过高或者负荷总量偏大，都容易造成运动损伤。此外，许多老年人都会过度自信，认为自己可以跑得和以前一样快、跳得一样高，而在证明自己宝刀未老的同时，往往会发生运动损伤。

参与运动之前应该挑选合适的运动装备，做好准备运动，选择适合的项目，如快走、慢跑、太极拳、游泳、乒乓、舞蹈、手杖操、彩巾操、柔力球等，注意运动量的控制，以及器材、场地、环境、时间、气候的选择。

 误区解读

1. 关节炎、高血压等慢性病患者不能锻炼

关节炎、高血压等慢性病是可控而不可治愈的，因此慢性病患者等到彻底康复后再进行体育锻炼是不对的，应该尽早通过体育锻炼控制病情。

运动负荷强度和量的监控要做到主客观相结合。如果每次运动时感到发热、微微出汗，运动后心胸舒畅、精神愉快、轻度疲劳、食欲及睡眠较好、脉搏稳定、血压正常，说明运动量适宜，身体状况良好，可继续运动；如果运动后出现头痛、胸闷、心跳不适、食欲不振、睡眠不佳及明显的疲劳、厌倦现象，说明运动量过大，应及时调整或暂时停止一段时间。老年人应该根据自己的病情选择适合的运动，比如，重度高血压患者不能进行举重训练，老年膝骨关节炎患者不宜跳绳。此外，老年人锻炼时可以利用运动时的心率来控制运动量。运动的适宜心率一般为170减去年龄，可以通过运动手环进行心率监控。

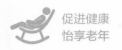
术后患者、肿瘤患者仍须进行体育锻炼，比如化疗期间可以进行有氧运动。宜从身体关节拉伸、肌肉功能、心肺功能三个方面进行系统锻炼，遵循个体差异性、递增负荷等原则，由个人锻炼逐步转变为集体锻炼进行运动强身。

2. 身体小关节（手部腕关节和脚部踝关节）功能训练不重要

除了腿部、胸背部等大肌肉群的练习，针对手、足部位的力量或功能练习也非常重要。人类运动功能衰退是由远端到中心的过程。60岁之后，人体手部力量下降明显，步速也由于脚部和腿部力量的下降而减慢。比如70岁老年人的手劲相当于10岁儿童，在拧瓶盖或拿捏等活动中感觉吃力，女性更甚。通过参与小球类运动、徒手抓握等功能性动作练习，可以增加手部力量与精细动作能力。此外，通过提踵、脚尖走、绳梯跑等动作练习可以提高踝关节功能，从而增加机体的稳定性和位移速度等能力。关注手劲和脚部力量，因为手、脚小关节肌肉功能关乎生命质量。

（王兴泽　李祥晨　任辰泽）

"药"用的时候找不到
——药师带您解"箱愁"

王大爷有好几种慢性病，高血压、冠心病、糖尿病、白内障，每天服药成了家常便饭，家里的药箱也是满满当当。一天，王大爷眼睛感觉不舒服，马上拿出药箱，翻找了半天还是没找到眼药水，好不容易找到了，眯眼睛一看，眼药水好像变黄了，定睛一看还没过期，赶忙往眼睛里滴，滴完后，眼睛不适没有减轻，反倒越发难受了，因为找药水累得气喘吁吁，王大爷抚着药箱直叹气。

　　家有一老，药箱不可少。家庭药箱可谓是老年人家庭的必需品，但令人发愁的是，哪些药需要"家中常备"？有效期就是使用期吗？过期药品该如何处理？针对如何拥有一个合格的药箱，药师给出"最强攻略"。

 小课堂

1. 准备"合格药箱"

　　有些家庭认为药品要多多益善，以备不时之需，准备了一个大药箱，里面什么药都有。但药并不是越多越好，家里真正需要准备的是应急用的小药箱。另外，储备的药品要适量，如果储备多了平时用不到，放置久了过期，会造成浪费。合格的家庭药箱应该选用大小适宜、防水防潮的材质，箱内有分层的格子，可做到内服和外用药品分类摆放，成人药和儿童药分开摆放，储存在干燥、避光、阴凉，并且儿童拿不到的地方。

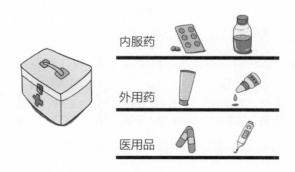

内服药

外用药

医用品

药箱内药品合理分配

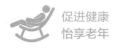

2. 整理药品清单

老年人要准备的药箱，主要针对常见病或慢性病，按需备药，量要少而精，便于及时调整。如出现腹痛腹泻，一般可选用小檗碱（又称黄连素）片治疗肠道细菌感染引起的腹泻、胃肠炎，选用整肠丸、保济丸或蒙脱石散剂等治疗非细菌性腹泻。家有老年人，特别是患有心脑血管慢性疾病的老年人，应常备硝酸甘油等急救药物。常用外用药如聚维酮碘溶液（碘伏）、云南白药等要准备，体温计、创可贴、消毒棉签、包扎用纱布和胶布等医用工具也是必备品。

3. 分清有效期和使用期

大家都知道药品过了有效期就不能再使用了，否则不仅疗效不佳，甚至还会产生不良后果，但是药品的有效期就是使用期吗？

药品开封后，受到光、热、空气、温湿度、微生物等因素的影响，或因储存不当，都可能缩短药品的使用期。此时，药品的使用期应视实际情况而定，如发现药品质地变软、发硬结块、变色、有沉淀物、有异味等情况，即使该药品在有效期内也不能继续使用。

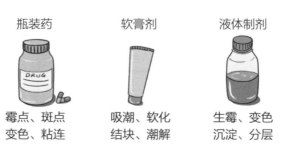

瓶装药	软膏剂	液体制剂
霉点、斑点变色、粘连	吸潮、软化结块、潮解	生霉、变色沉淀、分层

若发现以上现象，请及时处理

药品不能再使用的情况

在正确储存条件下，不同剂型的药物，开封后的可用期限也是不一样的，应注意查看说明书，某些已做稳定性试验的药品会在说明书上标注使用期限。通常瓶装药开封后室温使用期限在6个月左右，但硝酸甘油因易挥发，开封后使用期为3个月，并须避光保存。除说明书另有规定外，鼻用制剂、眼用制剂（眼膏、滴眼液等）、涂剂在开启后可使用不超过4周。

4. 学会处理过期药品

定期检查药品情况，药师建议每3个月清理1次过期药品。接近有效期的药品要做好标识，分开摆放。

过期药品和变质药品都属于有害垃圾，1粒药品对环境的危害相当于3节废旧电池，放入普通垃圾处理将严重污染环境，为此我们应做好废弃药品的分类回收，连带药品包装一起投到标志为红色的有害垃圾收集箱内，避免危害大自然。

 知识扩展

1. 如何判断药品的有效期

药品标签中的有效期一般按照年、月、日的顺序标注，年份用四位数字表示，月、日用两位数表示，也有用数字和其他符号表示的。如有效期至2022年11月，则表示药品可以使用到2022年11月30日，也就是当月的最后一天。如有效期标注到日，则表示药品可以用到该日。

某些药品或保健品也会标注有效期为多少年或多少个月、并注明生产日期，此时具体有效期可根据生产日期来推断。生产日期为

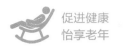

2021 年 12 月 15 日，有效期为 36 个月，则表示药品可以使用到
2024 年 12 月 14 日。

2. 家庭药箱需要准备抗生素吗

抗生素，很多老百姓常称其为"消炎药"，如庆大霉素、氯霉素、克拉霉素，是带有"头孢""西林""霉素"等字样的药品。这些属于处方药，需要医生开具处方才能购买，并须在医生的指导下合理使用，有严格的用药指征。

如果我们在平时的"小伤小病"中滥用抗生素，可能存在药不对症的风险，并可能引起不良反应，导致细菌耐药，甚至加重病情。出现普通感冒，没必要使用抗生素，如果症状严重应该及时到医院就诊。因此，家庭药箱中不需要常备抗生素。

3. 说明书中药品的贮藏条件应该怎么看

药品说明书中有贮藏条件，如标注避光指避免日光直射；遮光指药品应该用不透光的容器包装，如遮光盒或者棕色瓶等；常温指 10 ~ 25℃；阴凉指不超过 20℃；凉暗指避光并且不超过 20℃；冷处指 2 ~ 10℃；冷冻指 − 25 ~ − 10℃。一般情况下需冰箱保存的药品应放置于 2 ~ 8℃冷藏。药品如未规定贮藏温度，一般常温保存即可。

 误区解读

药品开瓶后保留棉花和干燥剂，放在冰箱内可以避免药品变质

很多人认为，药品开瓶后应该保留里面的棉花和干燥剂，避免药物吸湿受潮，其实这种想法是错误的。随着日常拧瓶盖或反复开

启药品瓶盖，这些干燥剂、棉花暴露在空气中，时间一长会逐渐吸附空气中的水汽，反而更容易导致药品受潮氧化。所以，药品开瓶后，棉花和干燥剂应立即丢弃。

虽然冰箱内部温度较低，可以使食物保鲜，但湿度高，更容易使药品受潮霉变。除说明书另有规定外，大部分家庭常用药品在室温下储存即可，不需要低温储存。

（辛 莉 李 萌）

自我感觉好不等于真的健康
——规范体检，老而弥坚

邻居王阿姨红光满面又略有些发福，喜欢吃肉，说话嗓门大底气足。平时，王阿姨自诩身体很棒、这辈子就没怎么去过医院，退休后自觉精神饱满、更不用去医院体检了，每天含饴弄孙，颐养天年。邻里间聊天时，曾提醒好几年没体检的王阿姨做一次体检，但她不以为意。突然有一段时间，王阿姨整个人精神都不好了，人蔫蔫的，与人打招呼也提不起精神，也不再与人分享哪里买菜新鲜、哪家水果甜了。见状，社区医院的全科医生再次建议王阿姨去做体检。检查后，王阿姨被诊断为2型糖尿病、高脂血症、脂肪肝等疾病。短短的几年时间，看起来身体很棒的王阿姨，为什么会这样呢？

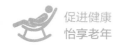

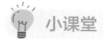 小课堂

邻居王阿姨存在几个健康问题：一是满面红光又略有些发福，提示王阿姨可能存在营养过剩、超重/肥胖的问题；二是喜欢吃肉，说明她饮食结构不合理，饮食不均衡。再加上王阿姨对自身健康状况重视度不够，盲目自信，不听从医生建议，使不良生活习惯继续，假以时日，就容易出现高血糖、高血脂等健康问题。冰冻三尺，非一日之寒，长期的糖、脂代谢异常，打破了王阿姨惬意的老年生活，也降低了退休后的生活质量。为避免出现王阿姨这样的情况，老年人务必要重视体检。应该怎么检，检完了又该怎么管呢？

1. 老年人体检内容

老年体检可分为两部分：一是常规项目和重点关注，二是老年综合评估。

（1）除常规体检项目外，关于老年人，须重点关注的内容包括以下几点。

1）心脑血管检查：心脑血管疾病在中老年人中较常见，由于动脉血管内壁有脂肪或胆固醇等沉积，并伴随着纤维组织的形成与钙化等病变，使动脉逐渐变窄、变硬、变脆。具体的检查包括颈动脉超声、心脏超声等。

2）肿瘤和癌症筛查：老年人身体功能开始慢慢退化，应该做肿瘤和癌症方面的检查，重点做好重要脏器的影像学检查，比如胸部CT、腹部超声、胃肠镜检查等，血清肿瘤标志物检查可作为参考。

3）骨密度检测：老年人容易骨质疏松甚至骨折，因此50岁以上的男性和 45 岁以上的女性应进行骨密度检测。

4）其他项目：还包括血糖、血脂检测，眼底检查，以及女性的妇科和男性的前列腺检查。

（2）老年综合评估：是采用多学科方法评估老年人的躯体情况、功能状态、心理健康和社会环境状况等，并据此制订以维持和改善老年人健康及功能状态为目的的治疗计划，最大限度地提高老年人的生活质量。

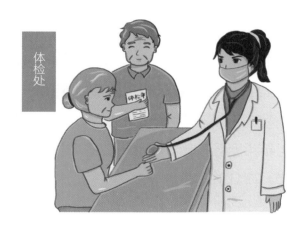

老年人体检

2. 老年人体检前需要注意什么

体检当天要求空腹。空腹标准为 8 ~ 12 小时无热量摄入。即抽血前一天晚上，尽量保持平时的生活习惯，正常饮食，饭菜宜清淡，不饮酒、咖啡、浓茶；第二天早晨不吃早餐，少喝或不喝水，不做运动，平静地到医院等候采血。

有很多老年人因慢性病必须常年规律服药，如高血压、糖尿病、抗凝药等。贸然停药或推迟服药会引起不良事件，甚至有生命

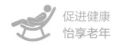
危险，所以应规律服药后再接受体检，少量饮水不影响体检结果。如果要行胃镜、肠镜检查，之前需要停服阿司匹林、氯吡格雷等抗血小板及抗凝药物治疗。

另外，要准备宽松且上下分开的衣裤，方便进行心电图、超声等检查。穿舒适、防滑的鞋子，方便老年人行走且防跌倒。

3. 检查完了怎么办

首先，体检报告保存好。去年和今年的体检结果可能都是正常的，但如果其中某项指标有了很大变化，那就有必要引起重视了，因为可能有某种疾病的倾向。经过医生对不同时间体检结果的比较，会发现一年来老年人身体状况的变化，有利于及时做出诊断或防范。因此，体检报告要好好保存，就诊时带给医生看看，切勿乱扔。

其次，从老年角度看指标。随着年龄的增长，身体指标和器官功能自然会下降，而目前化验指标多是年轻人的标准，因此我们要从老年人角度看体检结果，避免增加心理负担。衰老本身不是病，患有高血压、糖尿病、冠心病等慢性病的老年人，只要药物控制达标，疾病管理良好，也是健康的老年人，要以平常心对待衰老及其指标的变化。

最后，进行检后健康管理。老年人的体检报告中往往是多种健康问题共存，应由全科医生或老年专业医生认真阅读，并结合老年人的生活习惯、饮食运动方式和基础疾病等，评估老年人目前主要的健康问题，对存在的健康危险因素进行干预，更好地提升老年人的健康水平。举两个例子，一是体检发现老年人血糖波动较大，全科医生或老年科医生通过评估其饮食运动习惯后，及时纠正相关危险因素，如每天应限制碳水化合物的摄入量，烹饪过程中避免勾芡，适当有氧运动，警惕和减少低血糖发生等。二是体检发现老年人骨质疏松，在规范抗骨质疏松治疗同时，检后管理还要评估老年人的跌倒风险，老年人应在医生的指导下，适当补充钙剂和维生素D，增加抗阻运动和平衡训练等，以降低远期跌倒骨折风险。总而言之，老年人体检很重要，每年都去瞧一瞧，专业机构更可靠。

 知识扩展

老年人多久做一次体检

老年人需要每年做一次体检。65岁以上老年人在居住地社区卫生服务机构可获取免费健康管理服务，每年一次。除了常规体检，老年人如有身体不舒服，也应及时就诊。

 误区解读

岁数大了，没有不舒服，不需要体检

老年不意味着就要"躺平"或"随遇而安"，很多疾病起病比较隐匿，早期可以没有任何不舒服，等出现症状的时候已经很严重，甚至已经无法治愈和阻止疾病进展了。比如，我国90%的胃癌，在首次发现就已经是进展期，这部分患者的五年生存率不足30%；再比如，前边故事里的王阿姨，平时自觉状态好，认为不需要体检，费时费钱，万一查出个问题还容易惶惶不能终日，可真正到不舒服才想起体检，为时已晚，只能亡羊补牢。

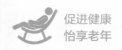

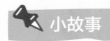 **小故事**　生活就像抛五个球的杂耍游戏

可口可乐前首席运营官布莱恩·戴森曾有一段"五球演讲"：生活就像抛五个球的杂耍游戏，这五个球分别叫工作、家庭、健康、朋友、灵魂。工作这个球是橡皮做的，掉下去会再弹起来，而其他四个却是玻璃做的，如果你掉了其中一个，它们就永远不一样了。健康就是其中最脆弱的玻璃球，而体检能及时发现问题，可以力挽狂澜于大厦将倾，未雨绸缪于摇摇欲坠。所以，每年体检，不能觉得身体没有不舒服，就不体检。

（曹素艳　孙　雪）

选择与尊严
——让患者参与医疗决策

两年前，86岁的张大爷确诊得了肺癌，家人没有把真相告诉他，只是带着他到处就医。张大爷觉得越治越差，认为家里人没有尽力。两周前，张大爷发起高烧、神志不清，家人急忙把他送进了急诊室。医生一看，血压和呼吸都不好，着急地问家人要不要进行"有创抢救"。家里人吓坏了，急忙点头签字："什么抢救都要！"在家人替他作了抢救决定后，张大爷身上插上了好几根管子，但最终还是离世了，也没有留下什么遗言，家人非常懊悔。在不知情、无准备的情况下走完一生，这种人生终结方式，真的是张大爷本人想要的吗？

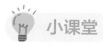 **小课堂**

1. 为何要重视让老年患者参与医疗决策

对于患有严重疾病、高龄、衰弱老年人，完美的诊疗方式并不存在，现有的医疗手段还可能带来许多不良反应。正如张大爷已经处于生命末期，身体极度衰弱，有创抢救，并不能改变原来疾病的结局，甚至可能带来更多的伤害。

如何避免后悔？就需要在制订每一项重大决策时尽量让患者表达观念，讨论什么是自己想要的，什么是不想要的，并为未来的不确定性做预期。关于生与死，每一个人都有不同的想法，甚至一个人在不同阶段的想法都是不一样的。有些人在意延长寿命，愿意承受诊疗带来的痛苦，"拼一把，赌一把"；有些人更珍惜和家人过好每一天，不希望接受有痛苦的治疗。

对于高龄、患有严重疾病、衰弱的老年患者，考虑到按照疾病诊疗指南、评估患者处在功能下降曲线上的哪个点和患者本人的意愿三个方面，在尽量一致的前提下制订的方案才是好的医护照料方案，其中，患者意愿是优先考虑的。

2. 如何表达自己对医疗的意愿

罹患严重疾患、生存期有限的老年人，在意识清楚时预先表达自己对医疗和照护的意愿，可以在将来病危、自己不能表达时，帮助家属作出符合自己心愿的方案。对于张大爷来说，尚有许多问题没有和家人商量，如末期疾患老年人的抢救成功率很低，是否还需要进行气管插管、胸外按压等抢救措施呢？谁有资格在张大爷意识不清楚时替他作出医疗决定呢？张大爷的家人和医护人员是否了解

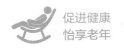
他的痛苦呢？他希望得到什么样的帮助呢？希望完成什么心愿？如果平时讨论过这些问题，张大爷就更能够把握生命主动权，也让家属替他作出的医疗决定有据可依，减轻了他们在困境抉择时的压力。

2022 年 6 月，深圳修订通过了《深圳经济特区医疗条例》，提出医疗机构在患者不可治愈的伤病末期或临终时实施医疗措施，应当尊重患者的意愿。这进一步保障了患者参与医疗决策的权益。

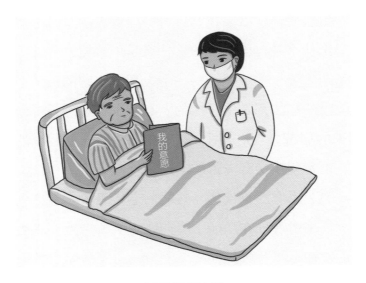

医患共同决策

 知识扩展

如何开展对于医疗意愿的讨论

首先，我们要在医生的帮助下，了解自己的疾病情况和可能的结局。下面是三类典型案例。

晚期恶性肿瘤：已引起严重身体功能衰退，如食欲很差、消瘦、以卧床为主，迄今又没有明确有效的系统治疗方案，此时疾病进程往往不可逆转。

慢性疾病末期导致重要器官功能衰竭：如心力衰竭、末期肺病、末期肾衰竭等，患者会反复经历多次急性加重，每次加重后也许可以部分逆转，但总体功能情况在下降，也许某一次急性发作就是终点。

痴呆晚期、严重衰弱患者：患者持续处在功能很差、需要高强度照护的状态，可能会维持很久，但是总体情况无法逆转，随时可能因为一次肺部感染而离世。

其次，"有创抢救"是重大的医疗决策之一，所以需要明白它指的是什么。一般来说，其中包括有创呼吸机、胸外按压、电除颤。

有创呼吸机：用于呼吸功能衰竭的患者。需要用一根管子连接气管，这根导管约小拇指粗细，经口腔从喉部插入；之后用机器给肺充气和排气，替代呼吸功能。患者插管后便无法讲话，并且非常不适，有时需要持续镇静。

胸外按压：用于心脏停止工作的患者。通过用力按压胸廓（下压5厘米），迫使心脏收缩舒张，供应血液。因此，可能会出现肋骨骨折。

电除颤：用于某些心律失常患者，用高压电电击刺激心脏。

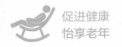

对于生命末期的患者来说，抢救措施不能从根本上解决原发疾病，即便是某次抢救成功了，后续很可能反复出现之前的情况。是否需要"有创抢救"，一来是参考医生对病情的判断，二来是看患者个人的意愿，并没有绝对正确的答案。

最重要的是，我们每个人应该思考：我所期望的是什么状态的生活，什么状态是我不能接受的？并把思考所得的结论和家人、医务人员分享，使他们能够理解和接受自己的意愿。

 误区解读

患者对医疗照护计划的想法不能改变

患者对于医疗照护的意愿是可以随时更改的。为了让家属或其他医疗代理人遵从患者的意愿，最好的方式就是保持坦诚，时常讨论。

（金　爽　刘晓红）

护航最后一程
——关于安宁疗护

王大爷性格开朗，平日里"烟不离手，曲不离口"，自觉十分享受生活。退休后的一段日子，也处于安享晚年的状态。去年他感觉不太好，逐渐觉得气有些不够用，起初是上楼梯时候，后来走平路也会气短，持续有一年的时间。有一天，王大爷着凉以后出现发热，咳黄脓痰，喘不上来气，住院了。医生告诉家人王大爷肺间质纤维化已经很严重，还合并了肺部感染，家里人很着急，请求医生积极治疗。治疗了一段时间以后，王大爷的咳痰基本好了，但是气短特别严重，在床上稍微活动都会气喘，需要戴上面罩呼吸机才能勉强维持。医生告诉家人，王大爷这次感染引起肺间质纤维化急性加重，要想逆转是很难了，只能这样维持生命。家人知道这种生活对于王大爷来说是根本不能接受的，该怎么办呢？考虑再三还是决定跟王大爷实话实说，听听王大爷自己的意见。王大爷认真思考后提出来，不再进行其他治疗，要转到安宁疗护机构。

 小课堂

1. 安宁疗护是什么

英国一位女护士，在照顾一位癌症患者最后生命历程中体悟出：对于患者，我们不仅需要帮助他们减轻疼痛，更需要对他们进行全面细致地照顾……他们在去世前忍受着肉体痛楚、精神痛楚还有社交痛楚。基于这一理念，衍生出安宁疗护。我国将临终关怀、舒缓医疗、姑息治疗等统称为安宁疗护。我国的安宁疗护对临终患者提供整体医疗服务，帮助患者缓解痛苦，提高生命质量，完成愿望，最终舒适、安详、有尊严地离世，并对家属进行哀伤辅导，帮助他们正确面对亲人的离开。

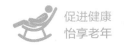

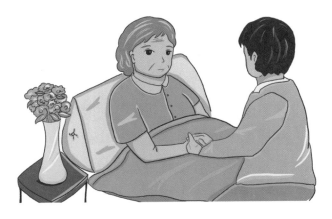

安宁疗护

2. 安宁疗护何时介入

患者因疾病导致一个或多个脏器衰竭需要反复住院，各种类型癌症晚期出现多种并发症，或老年严重衰弱需要持续医疗照护，且患者及家属有安宁疗护需求的，可以与安宁疗护机构签订住院或居家安宁疗护协议，进入安宁疗护服务体系。安宁疗护患者是一类特殊的群体，对照护需求和照护环境都有特殊之处，需要安宁疗护团队给予指导，帮助患者和家属度过这段特殊的时刻。

3. 安宁疗护有哪些服务

安宁疗护核心团队是执业医师和执业护士，负责提供全程的诊疗和护理。团队辅助成员包括社会工作者、药剂师、心理咨询师、营养师、护理员和志愿者等。

一般来说，由患者家属或患者提出申请，医护人员进行评估，若可以进入安宁疗护阶段，双方签订协议后由安宁疗护机构收治患者。首先进行综合评估，制订个体化的诊疗护理方案，然后由团队实施症状控制、舒适护理、心理支持以及人文关怀各方面的整体照护。引导患者家属学会与患者在最后时光的相处，协助患者家属一起完成患者的一些愿望。通过一系列的照护服务，使临终患者及家属能够理智、平静地面对死亡。

安宁疗护机构还会开展远程会诊、健康咨询、死亡教育等服务，并且根据病情进展，提供相关医疗机构的转介服务。

4. 安宁疗护的地点选择

安宁疗护可以在家中，也可以在开展安宁疗护服务的医疗机构进行。地点的选择有两个标准：一个是安宁疗护专业医生的临床判定，症状多且复杂的，可以进入医疗机构接受专业安宁疗护团队服务；症状较轻且病情相对稳定的，可以进入社区或居家安宁疗护服务，由社区或安宁疗护医护人员进行定期巡诊，给予指导。另外，安宁疗护的地点选择也可以遵照患者本人的意愿，有的患者愿意在医疗机构里接受服务，有的更愿意在家，也有的患者有当地风俗习惯的要求或者有一定的信仰追求。尊重患者本人的意愿是终极目标。

 知识扩展

安宁疗护整体治疗

安宁疗护的医学理念是将有严重疾病的患者视为"一个整体的人"，以多学科协作模式，给予他们病痛和不适症状的缓解，以及心理疏导、人文关怀等全方位治疗及护理，提高患者在最后生存期的生命质量。

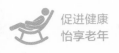

 误区解读

安宁疗护是放弃治疗

安宁疗护不是放弃治疗，而是主张患者"自然死"。"自然死"是指按照患者的自主意愿，不使用维持生命的医疗方式拖延死亡的来临，接受死亡的自然规律。对于进入安宁疗护阶段的患者不再进行更多针对疾病的治疗，而是以减轻痛苦、提高生活质量的治疗手段为主，按照疾病的自然过程死亡。它是一门新兴的边缘学科，涉及医学、心理学、社会学、护理学和伦理学等。

（杜毓锋　夏晋蜀）

老年人在家中更安全吗
——居家安全检查表助您排查隐患

退休后的李大爷和老伴儿长期居住在老居民楼内，房子年代久远，卫生间空间狭小，采用蹲便设计，没有安装马桶。客厅有一块儿地砖，年久松脱，导致地面不平。女儿担心地板不平整会绊倒老人，提出要更换，并准备添置马桶，替换平时使用的蹲坑。但二老嫌麻烦，一直没有更换。

有一天李大爷准备出门，不小心在客厅损坏的地砖处绊倒。去医院检查后，只是轻微的软组织损伤，还好没有骨折。经过这件事，二老同意了女儿的意见，更换了地砖，添置了马桶。

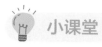 **小课堂**

1. 为何要重视老年人的居家安全

意外伤害是造成全球疾病负担的重要因素，老年人群的意外伤害大部分发生于居家环境，而跌倒是居家意外伤害的主要原因。跌倒常导致老年人失去自理能力，造成医疗支出增加，给家庭带来沉重的生活及经济负担。为减少跌倒等不良事件的发生风险，需要对老年人的居住环境安全加以重视并定期检查，及早进行居家环境改造，排除潜在隐患，创造良好的居家环境。

2. 居家安全的主要内容

（1）居家活动安全：老年人的肌肉力量、平衡感、听觉和视力都在逐渐减退，为减少跌倒等不良事件的发生，家中应尽可能为老年人创造无障碍通行空间，穿着大小合适的鞋、裤，消除绊倒老年人的潜在安全隐患，定期清理过道、楼梯及地面杂物。在易滑倒区域加装防滑措施，在使用防滑垫、地毯时需要使其紧贴地面不易移动。如果家中有楼梯，须安装栏杆或扶手，楼梯上下两端均须配照明开关，灯光明亮适中，楼梯上避免使用地毯，以防跌倒。

使用手杖、助行器、轮椅等辅助器具活动的老年人，应更加重视预防跌倒，须定期对辅助器具进行检查，正确使用，避免在使用过程中出现意外导致跌倒。

（2）居家生活安全：卫生间地面湿滑、空间狭小，是老年人跌倒事件高发地带。卫生间的地板，应尽量使用防滑材料或配置防滑垫。老年人最好使用坐式马桶或坐便器，避免蹲便，同时在马桶旁、洗漱区加装扶手以辅助老年人起身站立。对于夜间起夜频繁且

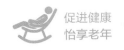
有跌倒风险的老年人，可使用移动马桶或坐便器，放置于床边。老年人洗澡时推荐采用无浴缸的淋浴设施或使用带防滑功能的椅子进行辅助沐浴，不推荐老年人使用浴缸沐浴。沐浴时水温不宜过热，洗浴时间不超过半小时，避免烫伤和心血管事件发生。

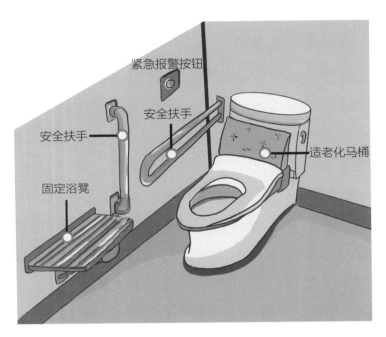

洗手间适老化改造细节

卧室及客厅为老年人主要活动区域，同样需要重视。供老年人使用的沙发或椅子要稳固，最好有靠背及扶手，高度以坐立双腿垂直放置时脚掌刚好放于地面为宜，沙发不宜过软，否则会使老年人起身困难。卧室床面高度以方便老年人上下床为宜，有使用轮椅的老年人，其床面高度要与轮椅座面高度平齐。同样床垫也不宜过软，避免老年人起床困难。卧室照明开关应在老年人伸手可及范围内，方便开关灯及夜间使用。

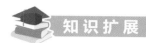

知识扩展

居家安全风险检查表

必须高度重视居家安全，一个细节的疏忽，就可能成为老年人居家安全的潜在风险，通过居家安全评估及环境改造可有效降低跌倒风险，避免跌倒事件，尤其对跌倒风险更高的老年人。这份清单主要包括老年人居家生活中的一些常见安全隐患，通过系统检查有助于早期发现安全隐患，避免发生伤害事件。

居家安全风险检查表

项目	问题	是	否	不适用
楼梯	楼梯照明是否充分			
	楼梯底部和上方是否均有电灯开关,方便开关灯			
	楼梯两侧是否有牢固的扶手			
	楼梯上是否有放置杂物,影响行走			
地板	地面是否平整,无破损			
	地面有无散乱杂物影响通行			
	地毯是否平整,无卷边、皱褶			
	地毯是否固定不易滑动,或配有防滑垫			
卫生间 /浴室	浴室地面是否有防滑功能或配有防滑垫			
	洗浴物品是否方便取用,且无须弯腰			
	是否有马桶或稳固的坐便器			
	浴室 / 马桶旁是否装有扶手			
	浴室使用的鞋子底是否防滑			

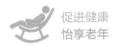
项目	问题	是	否	不适用
客厅	座椅或沙发是否有椅背和扶手			
	座椅或沙发是否有损坏、摇晃不稳			
	座椅或沙发是否太软,而难以起身			
卧室	床高是否合适,方便上下床			
	床头灯是否在床头附近,在床上方便开关			
	床铺是否太软,导致起床困难			
	卧室通道是否有杂物,影响行走			
厨房	地面是否清洁,无湿滑、油污			
	燃气灶、烤箱、微波炉旁是否有易燃、易爆物品			
	是否配备有可正常使用的灭火器			
辅助器具	手杖 / 助行器外观是否完好,无变形、损坏、松脱			
	手杖 / 助行器高度、把手大小是否合适			
	手杖 / 助行器末端材质是否具有防滑功能			
	手杖 / 助行器使用时是否稳固、无摇晃			
	轮椅是否有变形、损坏			
	轮胎是否气量充足,方便推动			
	轮椅的刹车功能是否良好			
	轮椅是否配有安全带			
	轮椅脚踏是否收放自如,无松脱			

误区解读

老年人在家中就不会发生意外伤害

老年人随着身体功能退化，活动范围逐渐缩窄，户外活动时间逐渐减少，居家时间会明显增多。因而居家环境成为老年人发生意外的最常见场所，比如，44.75% 的老年人跌倒事件发生在家中，在家跌倒是 60 岁以上老年人因非故意伤害就诊的最常见原因（52.81%），远高于道路交通伤（21.84%）。年龄越大，老年人在家中发生非故意伤害的可能性越高。85 岁及以上的老年人有 67.11% 的非故意伤害发生于家中。

（郝勤建　吴锦晖）

头晕、头胀、失眠、便秘、心慌、腰酸、耳鸣
——哪些高血压患者适合看中医

李阿姨患有高血压，平时规律服用西药降压药，但血压时高时低，并不稳定，同时有很多不适感受，包括时常感觉头痛头晕，口苦口臭、口干喜冷饮，口周生疮，手足心热，腰酸，食欲差，睡眠不好、多梦，小便灼热而频，4~5 天排一次便、大便干结等。为了降压和缓解不适，她求助于中医治疗，在继续服用西药降压药的基础上，配合了杞菊地黄丸和当归龙荟丸，没几天，不仅血压平稳多了，各种症状也明显减轻，她不禁感叹中医药的降压效果。那么中医药是怎么降血压、改善

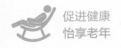
症状的呢？哪些高血压患者适合看中医？又该如何选择中药呢？

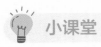 **小课堂**

1. 中医对高血压的认识

高血压是临床最常见的心血管疾病之一，年龄越大，高血压的发生风险越高，在老年群体中，半数以上的人患有高血压。故对老年群体开展高血压防治及保健尤为重要。中医认为，高血压的发生是人体气血阴阳失调的结果。一个健康的人，若气血阴阳处于平衡状态，血压就容易调节在平衡状态；当气血阴阳失衡时，如气血不足（老年人尤为多见），为保障血液供应，就会升高血压。中医治疗高血压重在"调理"，通过中药的寒热温凉属性或其他非药物疗法，恢复机体的气血阴阳平衡，使升高的血压下降，或使波动较大的血压趋于平衡。

2. 哪些高血压患者适合中医药治疗

中药治疗高血压虽然不如西药服用方便，降压幅度也不如西药明显，但是在以下方面具有一定的优势。

（1）新发现的轻度高血压，或有家族史的高血压前期患者，或更年期高血压等，在改善生活方式的基础上，配合中医药调理一段时间，血压多可以控制在正常范围，然后辅以中药代茶饮等方法，可延缓高血压的发生和发展，可推迟首次服用西药降压药的时间。

（2）血压不稳定、波动较大的患者，中医药可以针对患者不同体质和特点，调整机体恢复平衡，减少血压波动。

（3）临床症状较多（如头晕、头胀、失眠、便秘、心慌、腰酸、耳鸣等），或服用西药有一定不良反应的高血压患者，使用中医药治疗可以改善整体不适症状，减少不良反应。

对于高血压病程较长、血管硬化较重、血压较高、合并症较多的患者，则应该在心血管医生指导下坚持服用西药降压药，辅以中药，中西医互补，促进血压达标，改善患者生活质量，最大程度减少心、脑、肾损害，改善高血压患者的长期预后。

3. 高血压中医证型及药物选择

（1）偏于潜阳泻火：此类患者多为肝阳上亢、肝火上炎型，表现为头痛头晕、口干口苦、口渴喜饮、面红目赤、急躁易怒、小便短赤、大便秘结等症状。

药物选择：可选用平肝潜阳、清火息风的方药。代表方：天麻钩藤饮。中成药可选用当归龙荟丸清肝泻火、通便导滞，还可选用脑立清片、牛黄降压片、全天麻胶囊、天麻钩藤颗粒及松龄血脉康胶囊等。

（2）偏于化痰祛湿：此类患者多为痰浊蒙窍型，常表现为眩晕、头沉重感，头部有被蒙住、裹住的感觉，或有视物旋转，胸闷恶心，呕吐痰液，吃得少，容易困，睡得多等。

药物选择：可选用化痰祛湿、健脾和胃的方药。代表方：半夏白术天麻汤。中成药可选择半夏天麻丸、眩晕宁颗粒等。

（3）偏于滋补：此类患者多为肝肾阴虚型，可有头晕眼花、眼干涩、口干、耳鸣耳聋、腰酸腿软、肢体发麻、足下无根、五心烦热、失眠多梦等表现。

药物选择：可选用滋养肝肾、填精益髓的方药。代表方：左归

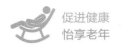
丸。还可选择杞菊地黄丸，具滋肾阴、清肝热的作用。常用于年老体弱、病程较久的高血压患者。

（4）补泻同用：此类患者常同时兼有上述肝阳上亢、肝火上炎及肝肾阴虚症状。

药物选择：可选用滋阴潜阳之品。代表方：镇肝熄风汤。中成药可选用清脑降压片、知柏地黄丸等。

上述药物须在中医医生的指导下服用。

知识扩展

1.　穴位按摩辅助降压

穴位按摩是以经络腧穴理论为基础，以按摩为主要方式，激发人的经络之气，达到通经活络、祛邪扶正的一种防病治病方式。通过对头部穴位的按摩、刺激，可以缓解精神紧张，调节神经系统和内分泌系统功能，改善血管的弹性，减少血液对血管壁的压力，调

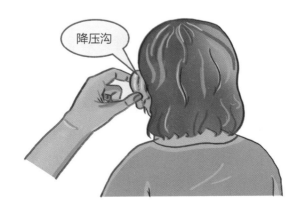

按摩耳穴降压沟

整血压。按摩耳穴降压沟、曲池穴、太冲穴等穴位，还具有即时降压效果，高血压患者可根据自己血压的波峰，选择相应时间段进行穴位按摩。

2. 中医茶饮辅助降压

中医茶饮以中医理论为指导，借鉴茶饮方式，将中药直接泡饮，以此来防治疾患，达到治疗、养生保健和调理的作用。其方法简便，适合老年人使用。下面推荐几种降压茶饮。

（1）菊明降压茶：配方为白菊花10克，决明子15克。将上2味放入杯中，沸水冲泡。代茶频饮，每日1剂。具清肝降压、润肠通便的功效。适用于高血压、习惯性便秘者。

（2）山楂二花茶：配方为山楂、金银花、菊花各25克。将上3味放茶杯内，冲入开水，加盖片刻即可。代茶随饮，或每日3次。具有健脾、清热、降脂的作用，适用于高血压、高脂血症者。

（3）杜仲茶：配方为杜仲叶、优质绿茶各等分。将上2味共制粗末，混匀，用滤泡纸袋分装，每袋6克，封贮于干燥处。每日1~2次，每次1袋，沸水冲泡10分钟，温服。具有补肝肾、强筋骨的作用。适用于高血压合并心脏病，伴腰痛、腰酸等症者。

 误区解读

服用中药调理血压，就可以停用西药降压药

中药调理血压见效的时间因人而异，若服用中药后就贸然停用或减用西药降压药，会引起血压波动，严重者可导致血管破裂、心脑肾损害等不良后果。所以，在服中药的过程中，不可自行停用或

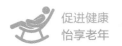

减用西药降压药，特别是长期服用西药降压药的患者。某些早期、轻度高血压患者经过中医药治疗，有可能逐渐减停西药降压药，但是必须在密切监测血压的情况下，最好在专科门诊医生的监测指导下进行用药调整，同时建立并坚持健康的生活方式，配合治疗。

（徐　浩）

答案：1.D；2.D；3.×

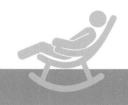

健康知识小擂台

单选题：

1. 科学性和可信性比较高的健康信息的特点**不包括**（　　）

    A. 健康信息发布平台为官方平台

    B. 信息发布作者是相关专业的医生、专业人士

    C. 健康信息为最新的被论证并认可的观点

    D. 宣传无出处、无依据、无时间的"三无产品"

2. 老年健康核心信息**不包括**（　　）

    A. 积极认识老龄化和衰老

    B. 合理膳食，均衡营养

    C. 适度运动，循序渐进

    D. 抽烟喝酒，及时行乐

判断题：

3. 体检报告中，自己看看没有什么大问题，就可以束之高阁了。（　　）

积极老龄观，健
康老龄化自测题

（答案见上页）

老年人要警惕
老年综合征

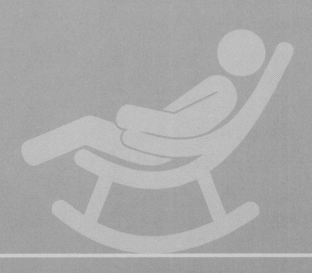

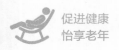
我国约 2/3 的 65 岁以上老年人同时患有 2 种及以上的慢性病。除此之外，老年人还有一些特有的问题，这些问题不是特指某种疾病，而是一组临床症状，包括跌倒、尿失禁、衰弱、营养不良、睡眠障碍，以及精神心理问题等，这些问题我们统称为"老年综合征"。老年综合征是由多种疾病或原因造成的老年人同一种临床表现或问题，不同的老年人可能有同一种问题，如衰弱，但引起衰弱的原因并不一定相同，可能是营养不良、疾病、缺乏锻炼等。无论是什么原因引起的，在老年人身上都表现为衰弱。老年综合征不仅影响老年人的生活质量，还影响老年人的心理状态，常常是老年人将发生失能的信号。因此，预防、评估和管理老年综合征尤为重要，综合评估和多学科团队综合管理，是老年医学的核心技术。管理好老年综合征，可提高生活质量，使老年人增加生活的信心和尊严，同时也可降低医疗成本，节约医疗、康复和护理费用。

老年人"一身多病"怎么办
——关于老年人共病管理

75 岁的王大爷最近这段时间郁闷不已。他患有高血压 20 余年，一直坚持服药，但效果并不理想，血压时常忽高忽低，时不时还会头晕。5 天前天气转凉，王大爷不小心感冒发热了，自己购买了"感冒药"服用，吃了好几天，症状却越来越重，不得已去就诊，一查发现感冒已经变成了肺炎，住进了医院。在呼吸科住院治疗期间又查出了糖尿病与房颤。王大爷觉得自己是"一身多病，祸不单行"，每天服用大把大把的药物，自己还间断吃些中药和保健品调理，药越吃越多，饭却越吃越少，因此整日闷闷不乐。"一身多病"的老年人，该怎么办呢？

 小课堂 ● ● ● ● ● ● ● ● ● ●

1. 什么是老年人共病

"一身多病"是老年人患病的一大特点，又被称为"老年人共病"，是指一位老年人同时患有 2 种或 2 种以上的慢性病，简称共病或多病共存。共病不但包括老年人的常见疾病如高血压、糖尿病、冠心病等，还包括老年综合征。此外，女性、社会经济支持较差及文化程度较低的老年人群共病的发病率更高。

2. 老年人共病会带来哪些危害

共病现象已成为威胁老年人健康的主要隐患，那么会对老年人带来哪些不良影响或危害呢？共病之间可互不关联，也可互为因果，相互影响。它们可造成老年人躯体功能及生活质量明显下降，还会导致老年人的病情复杂化，使得临床治疗更为棘手，增加住院率和死亡风险。与此同时，老年人为此常常反复到多个专科门诊就诊治疗，需要服用大量不同种类的药物，这不仅使得医疗负担及费用大大增加，还易造成多重用药、过度医疗、治疗不连续等医疗问题，严重危害老年人的生命健康。

3. 老年人共病如何管理

老年医学科或全科门诊可以帮助老年人更好地解决共病管理的难题，一站式解决患者的就诊需求。有别于传统的"以疾病为中心"的专科思维，老年医学科的医生会时刻以患者为中心，采取

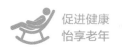
"全人化"的管理，不但重视疾病的治疗，更加注重患者的功能发挥和生活质量的维护。同时，充分考虑患者的个人意愿，让患者参与进来，共同决策。

（1）全面的老年综合评估：从躯体、认知、心理、社会环境等多维度对老年患者进行全面而详细的评估，以明确干预和治疗的目标，尤其适用于多病共存、部分功能受损及合并老年综合征的患者。

（2）多学科团队整合管理模式：老年患者面临的不仅是疾病本身，还可能存在功能受限、营养不良、缺乏有效护理等问题。面对问题复杂的老年共病患者，以老年医学科医生为主导，护士、康复师、营养师、临床药师、心理咨询师、社工和照护者为辅助的多学科团队，会针对老年人的具体问题进行充分的探讨及交流，帮助其制订风险相对最小、获益相对最大且便于实施的共病管理方案。

（3）多重用药管理：老年共病患者每日需要服用大量不同种类的药物，因此多重用药也是老年人共病管理中不容忽视的重要环节。针对老年共病患者，医生会秉持非药物治疗优先的原则，充分考虑用药的利弊，遵循受益原则、五种药物原则、小剂量原则、择时原则和暂停用药原则，实现精准的个体化用药，并选择对老年患者最优和最方便的途径给药，同时加强对药物不良反应的监测。

（4）提高医疗连续性：许多老年共病患者常常辗转于多家医院或多个专科就诊，各级、各科室医生应对共病患者的每一次就诊做好标记及记录，提高医疗转诊的连续性。我们建议老年共病患者最好有比较固定的老年医学科医生或全科医生，这样更有利于共病的连续性管理。

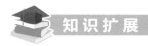

1. 您了解老年医学科吗

老年医学科，就是专门给老年人看病的学科。有人提出，老年人常见的疾病大多是心血管病、支气管炎、糖尿病、脑血管病等，这些疾病在心血管专科、呼吸科、内分泌科、神经内科等也可以治疗，这个"老年医学科"有什么不同吗？

（1）单病选专科，多病共存选老年科：如果老年人仅患有一种疾病或近期因某一种疾病急性加重需要紧急救治，如急性心肌梗死、急性脑卒中等，应当到专科就诊。而对于一位长年患有多种慢性疾病的老年人，建议到老年医学科就诊，医生能兼顾老年人多器官、多系统疾病，还能兼顾到老年人容易存在的衰弱、营养不良等老年问题，给予综合评估与干预，不但可以免除辗转到多个专科就诊的麻烦，还能够避免多重用药和过度治疗的问题。

（2）专科负责加药，老年医学科负责减药：随着看专科门诊次数的增加，需要服用的药物也越来越多。老年医学科会同时兼顾多种疾病，综合评估后适当精简药物，予以个体化治疗。

2. 老年人"吃药当吃饭"，该怎么办

老年人记忆力差，误服、漏服等情况时有发生，且老年人有时过于关注药物不良反应而擅自减量、停药，还存在迷信各种保健品、广告药品，中西药混吃等现象。对于同时患有多种慢性疾病的老年人，切不可"吃药当吃饭"，也不可自行加药、减药、停药。家属也需定时检查老年人的用药情况，帮助老年人准备好药盒及备忘卡，将每天要吃的量分开包装好，注明日期与服药时间，时常提

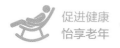
醒老年人不要轻信民间"偏方""秘方",不要凭自己的经验自我药疗。

3. 老年人如何做到共病自我管理

老年人的共病自我管理,简单地说是指以老年患者为主体,在专业医务人员及家属的协助下,患者自己承担起主要的预防和保健任务,掌握一定的疾病防治技能来提高生活质量,延长健康寿命。老年人自我管理的目的不在于治愈疾病,而是通过自我管理的措施,使其躯体功能维持在一个满意的状态,能生活得更加独立而健康。老年人要能正确认识自身存在的问题,通过定期就诊,了解自己存在哪些慢性病,学会与医护人员进行积极的交流沟通,和他们一起制订适合自己的、切实可行的目标和行动计划。在日常生活中,养成良好的生活习惯,更要学会积极乐观地面对慢性病带来的身体和心理的影响。

 误区解读

共病管理是多个专科疾病治疗的单纯叠加

老年人共病管理绝不是简单的专科疾病诊治的叠加,而必须由多学科综合评估、整合管理,制订个体化干预方案。共病面前也应评估疾病的轻重缓急,权衡利弊,考虑治疗或药物之间的相互作用及不良反应,尽量简化治疗方案,减少用药种类及数量,以改善老年人功能状态与提高生活质量为最终目的。

（赵烨婧　李　晶）

警惕"人生最后一次跌倒"
——老年人谨防跌倒

"他们（老人们）总是会跌倒。会在自己的房间，或者卫生间，或者从厨房餐桌边站起来时，突然像一棵树一样倒下。"

——《最好的告别》葛文德

在日常生活中，跌倒看起来是件微不足道的小事，但是对于老年人来说，跌倒的危害是很大的。现代医学技术如此发达，为什么不能消除老年人跌倒带来的损害呢？

 小课堂

1. 正确认识老年人跌倒

调查数据显示，每年大约每 3 位 65 岁以上老年人中就有 1 位发生跌倒，其中半数以上老年人会再次发生跌倒；80 岁以上老年人中约有一半会发生跌倒。跌倒，是一种常见的老年综合征，它与诸多因素有关，包括生理因素、疾病因素、药物因素、环境因素、心理因素等。对于老年人来说，跌倒不是一件小事。

2. 跌倒不是衰老的必然，绝大多数跌倒是可以预防的

跌倒虽然有诸多不良后果，但是老年人也不要因惧怕跌倒而影响正常生活，绝大多数的跌倒是可以预防的，老年人应如何预防跌倒呢？

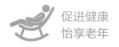
（1）加强对防跌倒知识的学习，增强防跌倒的意识。

1）平时进行科学、适度的锻炼，增强肌力、平衡性和灵活性，保持骨骼健康，太极拳、散步、八段锦、跳舞等都是适合老年人的运动；如果平时需要服药，应遵从医生的指导正确服药，避免同时服用多种药物，尽量减少个人用药的数量和剂量。

2）加强膳食营养，适当补充维生素 D 和钙剂，防治骨质疏松。

3）选择合身宽松的服装，鞋子要低跟和防滑。

4）如果老年人腿脚不灵便、眼花、听力差，应选择适当的行走、视力、听力辅助工具以减少跌倒隐患。

5）熟悉社区及家庭的生活环境，调整不良的生活方式，保持健康、乐观的心态。

（2）家庭照顾者在老年人跌倒预防中也起到了重要的作用。

1）学习居家老年人跌倒干预的养护培训。

2）进行适老化的装修以消除环境隐患。

3）进行良好的日常生活护理，比如老年人如厕、淋浴时要重点看护。

4）为老年人创造和谐快乐的生活氛围，减少老年人的不良情绪。

5）帮助老年人选择适当的衣裤、鞋子以及行走、视力、听力的辅助工具。

6）熟悉老年人服用的药物，尤其是每种药物的作用、不良反应和服用方法，严格按医嘱辅助老年人用药。

知识扩展

老年人跌倒后如何正确自救

老年人发生跌倒后，不要慌张，不要着急起身，在自己神志清楚的状态下，先通过自身感觉和轻微活动来判断损伤程度，如果手机在身旁，先立即拨打电话求助。若损伤较重，应保持原有体位，向周边大声呼救或拨打急救电话等待救援；若损伤轻微，可以尝试自己起身。

（1）如果是背部着地，应弯曲双腿，挪动臀部到放有毯子或垫子的椅子或床铺旁，然后使自己较舒适地平躺，盖好毯子，保持体温，如有可能要向他人寻求帮助。

（2）休息片刻，等体力准备充分后，尽力使自己向椅子或床铺的方向翻转身体，使自己变成俯卧位。

（3）双手支撑地面，抬起臀部，弯曲膝关节，然后尽力使自己面向椅子跪立。

（4）双手扶住椅面，以椅子为支撑，尽力站起来。

（5）休息片刻，部分恢复体力后，再次打电话寻求帮助，说明目前自己的状况。

老年人跌倒的
预防和处理

 误区解读

1. **老年人跌倒没有关系，站起来就好了**

由于老年人的身体功能较差，跌倒后无论引起髋部骨折还是脑出血等，手术风险都会非常高，如果选择保守治疗，卧床静养期间

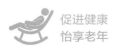

容易造成免疫力降低、肺部感染、营养不良、皮肤压疮和器官衰竭等并发症；如果身体能承受手术风险，选择手术治疗，术后恢复依然有较多困难，相对于年轻人而言，老年人具有术后并发症多、术后恢复期长、风险高的特点，因此无论保守治疗还是手术治疗对跌倒后的老年人来讲都是严峻的考验。

跌倒关键时刻"手撑地"很重要。老年人跌倒落地时大概有两种情况，一是臀部着地导致髋部骨折，二是用手撑地导致手臂骨折。相较于臀部着地或一侧身体着地，用手撑地给老年人造成的伤害以及治疗的难度要小得多。如果摔倒的时候，用手撑地，往往损伤的是腕关节，多导致尺骨远端或桡骨远端骨折。这种手臂骨折在护理上无须长时间卧床，而且康复训练相对简单，并发症的发生率较低。

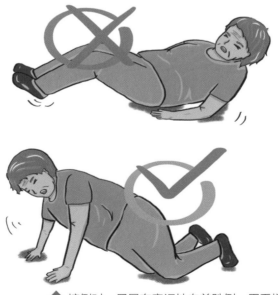

摔倒时，尽量有意识地向前跌倒，用手撑地；若受力部位为腕关节，更易护理和康复，也不会导致致命并发症

跌倒关键时刻应向前跌倒以手撑地

2. 老年人跌倒赶紧扶

发现家中老年人跌倒了，不要急于扶起，要分情况进行处理。

（1）如果老年人跌倒后意识不清，请立即拨打急救电话，并按照以下几点进行查看。

1）如果老年人有外伤、出血，应立即止血、包扎。

2）如果老年人有呕吐，将老年人头偏向一侧，并清理口、鼻腔呕吐物，保证呼吸通畅。

3）如果老年人有抽搐，将其转移到平整软地面或身体下垫软物，防止碰、擦伤，必要时牙间垫较硬物，防止舌咬伤，不要硬掰抽搐肢体，防止肌肉、骨骼损伤。

4）如果老年人呼吸、心跳停止，应立即进行胸外心脏按压、口对口人工呼吸等急救措施。

5）尽量不要搬动老年人，如需搬动，尽量使其平卧。

（2）如果老年人跌倒后意识清楚，此时查看老年人应注意以下几点。

1）询问老年人跌倒情况及对跌倒过程是否有记忆，如不能记起跌倒过程，可能为晕厥或脑血管意外，不要随意扶起，应立即护送老年人到医院诊治或拨打急救电话。

2）询问老年人是否有剧烈头痛或口角歪斜、言语不利、手脚无力等提示脑卒中的情况，如有上述情况，不要随意扶起老年人，以免病情加重，应立即拨打急救电话。

3）老年人若有外伤、出血，应立即止血、包扎，并护送老年人到医院进一步处理。

4）查看老年人有无肢体疼痛、畸形、关节异常、肢体位置异

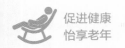
常等提示骨折的情形，如有上述情况，不要随意搬动老年人，以免加重病情，应立即拨打急救电话。

5）查询有无腰、背部疼痛，双腿活动或感觉异常及大小便失禁等提示颈、腰椎损害的情形，如有上述情况，不要随意搬动老年人，以免加重病情，应立即拨打急救电话。

6）如果老年人跌倒后无不适感觉，试图自行站起，可协助老年人缓慢起立，坐、卧休息并观察，确认无碍后再离开。

老年人跌倒的预防及处理需要老年人自身、照顾者、医护人员、家庭及社会共同的努力，我们呼吁全社会共同行动，为老年人提供适老化环境，普及防跌倒的健康知识，使跌倒远离老年人群，让老年人乐享健康晚年。

（孙　超　陈　婧　张　洁）

睡不着，睡不好
——都是失眠惹的"祸"

王大爷是一名退休教师，近半年出现夜间入睡困难，入睡后睡眠很浅，一点儿声音就醒，醒来后再次入睡困难，经常睁眼至天亮。由于夜间睡眠差，白天困倦明显，近来脾气变差，情绪急躁，容易跟人吵架，食欲差，自觉心烦意乱，人也消瘦了很多。家人担心王大爷生病了，带他去医院检查，结果基本正常，医生说这些不舒服都是因为失眠，怎么会这样呢？失眠也可以

老年人失眠
如何处理

导致情绪急躁、食欲差、心烦意乱、消瘦吗?

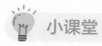

小课堂

1. 什么是失眠

失眠是指尽管有合适的睡眠机会和睡眠环境,依然对睡眠时间和 / 或质量感到不满足,并且影响日间社会功能的一种主观体验。主要症状表现为入睡困难、睡眠维持障碍、早醒、睡眠质量下降和总睡眠时间减少,同时伴有日间功能障碍。

失眠分为 3 种:短暂性失眠、短期性失眠、慢性失眠。

日常生活中,大家或多或少都有过失眠的体验:有的人最近工作或学习压力比较大,会出现失眠的情况;有的人对咖啡因比较敏感,白天饮用咖啡后,晚上会出现失眠。上述偶尔出现的失眠情况,

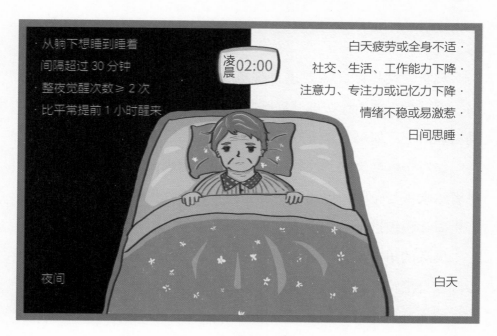

什么是失眠

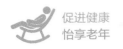

属于短暂性失眠，一般不需要治疗，通过调节压力或避免诱因，失眠可缓解或改善。短期性失眠指失眠症状 1 周少于 3 次，和 / 或持续时间不足 3 个月；当失眠症状 1 周大于等于 3 次，持续时间在 3 个月及以上时，则为慢性失眠。短期性失眠和慢性失眠均需要干预和治疗。

2. 长期失眠会有哪些危害

长期失眠会引起疲劳或萎靡不振，注意力、专注力或记忆力下降，影响日常工作和学习；引起情绪不稳或易激惹，甚至引起焦虑或抑郁等精神障碍影响日常人际交往；引起机体免疫力下降，易患各种疾病，增加跌倒风险；老年人长期失眠，可引起认知功能障碍，诱发阿尔茨海默病（又称老年性痴呆）等退行性疾病。

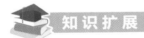 知识扩展

得了失眠，应该如何干预和治疗

对于慢性失眠，需要进行规范化治疗，首先要祛除可能的病因，再进行心理治疗，即开展睡眠卫生教育和认知行为治疗，其次是物理治疗，如果效果不好最后加用药物治疗。

而对于短期失眠，往往可以找到相关诱因，祛除诱因可使部分患者睡眠恢复正常，但仍有一部分会转为慢性失眠，对于这部分患者也需要积极进行治疗。

失眠的治疗方式包括心理治疗、物理治疗、药物治疗、中医治疗和综合治疗等，遇到失眠困扰可以尝试以下几种方式。

（1）心理治疗——睡眠卫生教育。

1）睡前 4～6 小时（一般 16 点以后）避免使用兴奋性物质（咖

啡、浓茶、香烟等）。

2）睡前不要饮酒，酒精可干扰睡眠。

3）每日进行规律的、适度的体育锻炼，睡前 3～4 小时应避免剧烈运动。

4）睡前至少 1 小时内不做容易引起兴奋的脑力劳动或观看容易引起兴奋的书籍和影视节目。

5）睡前不宜暴饮暴食或进食不易消化的食物。

6）卧室环境应安静、舒适，保持光线及温度适宜。

7）保持规律的作息时间。

（2）心理治疗——认知行为治疗。

1）保持合理的睡眠期望，不要把所有的问题都归咎于失眠。

2）保持自然入睡，避免强行要求自己入睡。

3）不要过分关注睡眠，不因为一晚没睡好就产生挫败感和焦虑情绪。

（3）刺激控制疗法。

1）只有当感觉到困倦时才躺到床上。

2）如果卧床 20 分钟仍不能入睡，应起床离开卧室，可从事一些简单活动，等有睡意时再返回卧室睡觉。

要注意：不要在床上做与睡眠无关的活动，如进食，看电视、手机、小说，听收音机及思考复杂问题等；不管何时入睡，保持规律的起床时间；避免日间小睡时间太长。

（4）睡眠限制疗法。

1）减少卧床时间以使其和实际睡眠时间相符，在睡眠效率（指总睡眠时间与卧床时间之比）维持 85% 以上至少 1 周的情况

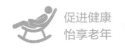

下，可增加 15 ~ 20 分钟的卧床时间。

2）当睡眠效率低于 80% 时则减少 15 ~ 20 分钟的卧床时间。

3）当睡眠效率在 80% ~ 85% 之间则保持卧床时间不变。

4）可以有不超过半小时的规律午睡，避免其他日间小睡，并保持规律的起床时间。

（5）松弛疗法：主要包括渐进性肌肉放松、冥想和腹式呼吸训练，可减轻患者因情绪焦虑等导致的肌肉紧张症状。

（6）物理治疗：可以试用光照疗法、经颅磁刺激、生物反馈治疗和经颅微电流刺激疗法等，还可以试用饮食疗法和芳香疗法等。

（7）药物治疗：主要包括苯二氮䓬类受体激动剂、褪黑素和褪黑素受体激动剂、食欲素受体拮抗剂和具有催眠效应的抗抑郁药物等。

药物选择应在医生指导下进行个体化用药，避免自行服药或调整药物。

服药后注意可能会出现不良反应，及时就医。

 误区解读

1. 失眠就是得了焦虑症

失眠症和焦虑症是两种独立的疾病，但两者多伴随出现，多数焦虑患者常伴有失眠，失眠患者也易出现焦虑情绪，但两者不能画等号。

2. 治疗失眠的药都有依赖性

失眠症的药物治疗主要包括苯二氮䓬类受体激动剂、褪黑素及褪黑素受体激动剂、食欲素受体拮抗剂和具有催眠效应的抗抑郁药物等。苯二氮䓬类受体激动剂分为苯二氮䓬类药物和非苯二氮䓬类药物，苯二氮䓬类药物长期服用有产生依赖性的风险，非苯二氮䓬类药物产生药物依赖的风险较传统苯二氮䓬类药物低，治疗失眠安全、有效，无严重药物不良反应。失眠若伴有抑郁或焦虑，应选择具有镇静作用的抗抑郁抗焦虑药物。失眠用药须遵医嘱，不可擅自盲目用药。

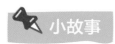 **睡眠之父与睡眠医学之父**

睡眠是人类与动物都不可缺少的一种生理现象。

人类对睡眠真正的研究是从脑电开始的。早在 1875 年，英国的卡通（R.Caton）就在兔脑和猴脑上记录到了脑电活动。1924 年，德国的汉斯·伯格（Hans Berger）第一次记录到了人脑的脑电波，从此诞生了人的脑电图。1925 年，纳撒尼尔·克莱特曼（Nathaniel Kleitman）建立了世界上第一个睡眠实验室。1953 年，他的研究生尤金·阿瑟林斯基（Eugene Aserinsky）决定将睡眠者与导师的脑电图仪结合起来。阿瑟林斯基注意到，每天晚上睡眠者会经历好几次眼睛疯狂地来回移动。同年他们向世界介绍了"快速眼动"，证明了快速眼动睡眠与做梦和大脑活动有关。由于这些发现，阿瑟林斯基和克莱特曼被认为是现代睡眠研究的创始人，克莱特曼被称为"睡眠之父"。克莱特曼的另一个研究生，威廉·查尔

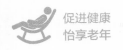

斯·德门特（William Charles Dement），后来成为美国斯坦福大学医学院的精神病学教授，斯坦福大学睡眠研究中心的奠基人。德门特后来进一步描述了快速眼动睡眠和做梦的关系，并将睡眠分为五个阶段。1964年，德门特成立世界上第一个睡眠疾病专病门诊，主要诊治嗜睡症的患者，随后该诊所于1970年演变为世界上第一个睡眠障碍中心。德门特毕生致力于帮助公众认识到睡眠健康的重要性，希望地球上的每个人都应该了解有关睡眠的基本知识，被称为"睡眠医学之父"。

（江文静　马　俊）

长期便秘危害大
——老年人便秘找病因有办法

胡女士今年80岁，排便困难30多年了，随着年龄增长，便秘越来越严重，刚开始2~3天解1次，慢慢地4~5天解1次，甚至有时候1周解1次。平时也会肚子胀，不舒服，自己服用一些番泻叶或者外用开塞露等药品。便秘，怎样才能根治，又怎样预防呢？

老年人便秘
找病因有办法

小课堂

1. **什么是老年便秘**

老年便秘指老年人排便次数减少、粪便干结和/或排便困难，是老年人常见病之一。确诊便秘需要符合几个条件：一是排便的频率，每个星期排便少于 3 次；二是大便性状，大便干硬，有时像羊大便一样一粒粒的；三是排便很费力，解大便特别用力才能像挤牙膏那样挤出一点点，甚至需要用手去按压肛门、抠大便才能解出；四是排便不尽感，排完了感觉还有大便。老年人便秘很常见，发生率随着年龄的增加而增加。便秘会严重影响老年人的生活质量及身心健康。

2. 老年便秘的原因有哪些

老年便秘有器质性便秘、功能性便秘以及药物性便秘。很多因素可以引起老年人便秘。

导致老年人器质性便秘的原因主要是疾病，常见的有肠道疾病、神经系统疾病、电解质紊乱、内分泌及代谢疾病、心脏疾病等。

功能性便秘是相对于器质性便秘定义的，当经过检查找不到疾病时，就归为功能性便秘。功能性便秘往往是由于肠道动力不足导致的，大便在结肠里待久了，水分就会被吸干，造成大便的干硬。还有就是直肠排便反射迟钝，大便来到直肠肛门口了，人也没有便意，或者解大便的时候盆底肌肉力量不够。

老年人服用的一些药物也会导致便秘，如三环类抗抑郁药、抗胆碱能药物、抗震颤麻痹药、非甾体抗炎药、含碳酸钙或氢氧化铝的抗酸剂、铋剂、铁剂、利尿剂及某些抗菌药物等。

另外，还有一些其他因素会引起或加重便秘，如液体摄入减少，饮食中纤维素摄入减少，活动量减少。

3. 老年便秘的危害有哪些

老年人便秘的危害很多：排便费时费力容易引起脑出血、心肌

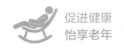

梗死等，加重已有的心脑血管疾病；硬的粪石会引起肠梗阻、肠壁溃疡，甚至肠穿孔等；长期用力屏气解大便容易引起痔疮、脱肛等；长期便秘导致致癌物质浓度升高，增加患结肠肿瘤的风险；便秘还会影响老年人的情绪，如失眠、焦虑、抑郁等，影响生活质量；长期服用番泻叶等蒽醌类泻药，还容易发生结肠黑变病；等等。

 知识扩展

1. 便秘老年人如何调整生活方式

最重要的是老年人要有良好的排便习惯，每天定时排便，养成排便的生物钟。建议在早上起床后或者早餐后尝试排便，排便时需要集中注意力，不要读书、看报纸、听广播、玩手机等。另外，保持健康的生活方式也很重要。第一，便秘老年人要有定时和主动饮水的好习惯，建议早起喝 2～3 杯水，每天饮水 1 500～1 700 毫升，每次 50～100 毫升，推荐饮用温开水或淡茶水。第二，老年人需要充足的膳食纤维摄入（≥ 25 克 / 天），可以通过食用新鲜的蔬菜瓜果保证这一点。有些膳食纤维含量高的食物口感较差，可以烹饪加工改变口感，也可以买一些膳食纤维补充剂。第三，老年人需要进行适当运动，散步、太极拳等都可以，避免长期坐着。

2. 便秘的治疗方法有哪些

除了调整生活方式，还有很多方法可以治疗便秘。主要包括药物治疗、中医药治疗、精神心理治疗、认知功能训练、生物反馈治疗以及手术治疗等。药物治疗包括容积性泻药（欧车前、麦麸等）、渗透性泻药（乳果糖、聚乙二醇等）、刺激性泻药（比沙可啶、蓖麻油、蒽醌类药物等）、润滑性药物（甘油、液状石蜡等）、促动力药（莫沙必利、伊托必利等）以及微生态制剂等。中医药治疗包括中药、针灸、推拿等。药物需要在医生的指导下服用，不建议自行服用。如果是非常严重的顽固性便秘，还可以考虑采用手术治疗的手段，但需要多学科充分评估后开展，非必要不手术。

 误区解读

1. 老年人便秘不是大病，自己处理就行

老年人出现便秘很常见。很多老年人认为便秘是小事情，自己买点儿药吃吃或者打打开塞露就行。但引起便秘的原因很多，建议老年人出现便秘时去医院综合评估后，听取医生的建议或接受医生的治疗。当出现以下"报警"症状时应及时就医：出现大便带血，无论黑色便还是鲜红色便；脸色、嘴唇变白，出现头晕、乏力等贫血表现；食欲、体重突然下降明显；腹痛腹胀明显，腹部摸到有包块；大便形态突然变细；大便次数突然变多、排便习惯改变。另外，有肠道息肉、肠道肿瘤、炎性肠病等家族病史的老年人，出现便秘更要及时就医。

2. 只要饮食调整，就可以改善便秘症状

很多老年人认为只要饮食调整，就可以改善便秘症状，然后会过量进食杂粮、水果、蔬菜等，同时又减少米面主食的摄入，这样理解是片面的。减少摄入主食，大便形成的量会变少，排便反射减弱反而会加重便秘；适当多吃杂粮和水果蔬菜是正确的，但是把杂粮和水果蔬菜等当主食的话，也是不可取的，膳食纤维是肠道不能

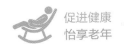
吸收的物质，摄取过多会影响肠道的消化功能。饮食上，老年人还是要遵循饮食均衡的原则。只要做到饮食均衡，调整生活方式，再配合医生的建议和治疗，老年便秘就会有所改善。

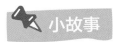 **益生菌和益生元的故事**

我们的身体，由无数的细胞组成，同时有上万亿个微生物共存。

二十世纪初，科学家们注意到保加利亚地区的高龄人群有经常饮用酸奶的习惯，经过研究，他们在酸奶中发现一种能有效消灭肠道内腐败细菌的杆菌（益生菌的一种），正式提出"酸奶长寿"理论，从此，有关益生菌的研究开始了。

第一次世界大战时期，德国军队暴发了一次严重的志贺菌肠炎（又称细菌性痢疾），其中有一位士兵没有发生小肠炎，科学家在他的粪便中分离出一株大肠杆菌（益生菌的一种）。在抗生素还没有被发现的那个年代，科学家利用这株益生菌治疗肠炎患者，取得了一定的治疗成果。随着研究的深入，科学家们发现肠道菌群发挥着重要作用，相当于人体的一个重要的"器官"，菌群平衡（指的是在肠道中存在的多种微生物之间所保持的比例的、动态的、相对的平衡）会促进人体健康，破坏肠道菌群的平衡会损害人的健康。调整菌群平衡最直接的方法就是补充益生菌。

由于补充益生菌到达肠道正确位置有一定的难度，科学家们"曲线救国"，找到补充益生菌的另一种方式，即给益生菌投喂"食物"——益生元。益生元是肠道益生菌的"食物"，其中很大一部分是碳水化合物，如乳果糖（异构化乳糖）、低聚果糖等。1929 年，食品工业科学家蒙哥马利使乳糖异构化，研发出乳果糖，初衷是为了生产甜味剂。过了 30 多年，科学家们发现乳果糖具有促进双歧杆菌（益生菌的一种）生长的作用，并将其命名为"双歧杆菌因子"。目前，乳果糖是各大指南推荐的，治疗便秘和肝性脑病的一线用药，具有较好的安全性；低聚果糖存在于很多食物中，如香蕉、小麦等。

（徐立宇　陈新宇）

吃饭常被呛
——老年人的吞咽障碍忽视不得

徐大爷 82 岁，他为人风趣，兴趣广泛，退休后的日子过得是有滋有味，吃什么都香。可是从这年 5 月份开始，家人发现徐大爷吃饭越来越慢了，饭量也比以前少了一些，当时家人并没有特别重视。后来徐大爷的症状逐渐加重，吃饭时还经常会被呛到，咳得满脸通红，有几次差点憋过气去，3 个月内体重掉了 20 多斤。有一天，徐大爷吃饭时再次发生呛咳，出现呼吸急促、面色发紫，被 120 救护车送到了医院，住进了加强监护病房，也就是常说的 ICU。

民以食为天，吃饭是人类亘古不变的主题。对于健康人来说，不管是大快朵颐，还是细嚼慢咽，把嘴里的饭菜吞到肚子里，似乎从来就是一件天经地义、不假思索的事情。可是徐大爷却因为吃饭问题差点儿没了命，徐大爷这是咋了？

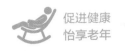
💡 **小课堂** • • • • • • • • • • • • • • • •

1. 什么是吞咽障碍

我们用嘴巴吃饭，食物被我们吞进胃里；我们用鼻子呼吸，空气被我们吸进肺里。表面上看嘴巴、鼻子各司其职，两不相干，但实际上进食和呼吸却共用一个通道，那就是咽部。

食物和空气共用一个通道却能够各行其道，有赖于咽部的精细构造及神经系统的精准调控：当食物经过充分咀嚼后被舌头推向咽部时，我们的软腭会堵住食物返回的通道，会厌则会盖住喉部的入口防止食物误入气管，从而让出一条"大道"，让食物沿着食管往下到达胃部。

而这个过程中，任何一个结构的功能出了问题，或者它们之间的精密配合失去了默契，就可能导致食物不能够有效地、安全地到达胃，这就是吞咽障碍。

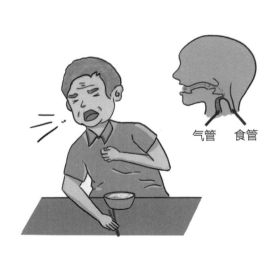

气管　食管

吞咽障碍容易导致呛咳

现实生活中吞咽障碍的发生率是很高的，调查数据表明，65 岁以上的老年人存在吞咽障碍的比例高达 45%，而 80 岁以上的老年人更是高达 75%。但多数老年人及其家人并未意识到这个问题，往往在老年人出现营养不良，甚至出现吸入性肺炎、窒息等危急情况时才就医。

2. 吞咽障碍有哪些临床表现

我们将老年人吞咽障碍的临床表现做一归纳，当家中老年人出现以下表现时，应该警惕吞咽障碍的可能，及时寻求老年科医生的帮助。

（1）进食速度变慢、进食时间变长。

（2）吞咽食物变得费力。

（3）食团常堆积于口腔面颊两侧。

（4）流口水。

（5）水从口中或鼻腔漏出。

（6）吞咽食物时出现哽噎、咳嗽。

（7）食物吞下后觉得喉咙仍有异物。

（8）声音嘶哑。

（9）饭量减少、体重下降。

（10）经常发热、反复肺炎。

 知识扩展

1. 吞咽障碍如何进行评定和诊断

在家中除应警惕上面提到的出现吞咽障碍的迹象外，还可以通过观察老年人在 30 秒内吞口水的次数来简单评定吞咽功能。60 ~ 70 岁的老年人如果 30 秒内吞咽少于 5 次，或者 80 岁以上老年人少于 3 次，则提示有吞咽障碍的可能，应引起重视。临床上确定吞咽障碍最常用的评定方法是"洼田饮水试验"：简单地说就是让老年

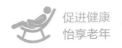
人饮用 30 毫升水，如果能一口或分成两口顺利喝下，则认为吞咽功能尚可；如果出现呛咳就应该警惕老年人是否已经存在吞咽障碍。

2. 吞咽障碍的老年人日常进食时应注意哪些问题

存在吞咽障碍的老年人，应该及时就医并进行医学评估。误吸风险很高的老年人应该通过放置胃管的方式进食，以保证营养的供应。在老年人还能经口进食情况下，改变进食方式、加强进食训练也是减少误吸风险的重要措施。在日常进食时应注意以下问题。

（1）注意进食环境，要有适当的照明，保持适宜的温度，减少噪声，为老年人创造愉悦、安稳的就餐氛围。

（2）嘱咐老年人吃饭时要集中注意力，减少与他人交谈，前一口吞咽完成后再进食下一口，细嚼慢咽。

（3）进食时最好是直立坐位或稍稍前倾，双脚接触地面；如果老年人无法完全坐直，可抬高床头 30°~45°，颈部稍前倾，不要后仰，进食后不宜立即平躺，应保持坐位或半坐卧位 30 分钟以上，防止食物反流。

（4）应选用轻便容易拿取，且匙面小、不容易粘上食物的餐具。

（5）若能喝水，则喝水时建议低头用力吞咽，避免仰头喝水、漱口。

（6）注意食物的性状。硬的食物要做得软一些，可把食物制成易吞咽、黏稠度均匀的胶冻样，通过咽部及食管时易变形，不易松散且不会粘在咽喉口；稀的食物可以通过添加增稠剂的方式增加黏稠度，降低食物在咽部和食管中流动的速度，减少误吸风险；避免固体和液体混合食用。

（7）每勺食物的量不要太多，咀嚼要充分。

（8）切勿急躁，不要催促老年人快速进食。

（9）需要吃药时，建议一次吃 1~2 片药物，避免多片药物一起服用。

3. 简单易行的康复训练方法

除了日常进食时要注意预防误吸外，还可以通过指导老年人进行康复训练来改善吞咽功能。

（1）请老年人发单音字音来进行训练，如让老年人张口，发出"a""yi""wu"等单音，再让老年人缩窄嘴唇发"f"音，或者请老年人模仿吹蜡烛、吹口哨的动作，可以促进老年人口唇肌肉活动。

（2）请老年人鼓腮，双颊部充满气体，然后慢慢吐气，或者请老年人做吮吸动作，以促进颊部肌肉运动。

（3）请老年人将舌头向前伸出，然后做左右运动摆向口角，再做上下运动舔上下嘴唇，可以促进老年人舌头运动，对辅助吞咽有帮助。

老年人的吞咽
障碍忽视不得

X 误区解读

1. 米饭等固体食物吃不下，改吃汤汤水水更好

这是错误的观点，喝汤喝水会明显增加老年人误吸的风险。吞咽障碍老年人的食物应该软、不易松散、爽滑，经过口腔和咽喉时容易改变形态。我们可以在汤水中添加增稠剂，或将汤水调制成"布丁"等形态，以减少误吸风险。

2. 老年人喝水容易呛，改用吸管喝水

由于用吸管喝水需要比较复杂的口腔功能，有吞咽障碍的老年

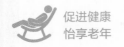
人最好不要使用吸管喝水。如果用杯子喝水，杯中的水至少要保证半杯，这是因为如果水过少，需要抬头饮水，抬头饮水的体位容易增加误吸的危险。

（林春锦　朱鹏立）

没力气，走不快，懒得动
——关于老年衰弱和失能预防

王奶奶过完 80 岁生日以后，家人发现老太太好像越来越懒了，每天坐在沙发上，半天都不起来。以前老太太很喜欢出门找人唠嗑儿，现在根本不愿意出去。好不容易带她出门，走得也是慢吞吞。吃饭也没什么胃口，最近一年老太太明显瘦了。前阵子天气突然降温，王奶奶既不咳嗽也不发热，但觉得特别虚弱无力，整个人卧在床上起不来。家人赶紧送她去医院检查，老年科的医生告诉他们，这是老年衰弱，老太太现在已经快要失能了。衰弱是一种什么病，怎么会这么严重？平时我们要注意什么才能让老太太避免发生失能？

💡 **小课堂** ● ● ● ● ● ● ● ●

1. **年龄会给身体带来什么变化**

随着年龄增加，衰老会造成人体的多组织、多器官功能进行性下降。有研究报道，一位 70 岁的正常老年男性的脑容量下降了约 15%，肝脏大小至少减少了 20%，有高达 30% 的肾小球弥漫性硬

化，肺容量减少了 25% ~ 40%，心脏的舒张早期充盈率下降了近
50%，骨骼肌也丢失了大约 40%。不仅仅是器官生理贮备能力下
降，衰老也造成机体多系统、多器官的应激恢复能力受损，使得老
年人即使面临很小的外界刺激，健康状况也会受到重创，比如患普
通感冒，就会出现肺部感染、多脏器功能衰竭，甚至死亡的严重不
良后果。全球发生的新型冠状病毒感染在老年人中的重症发病率和
死亡率特别高，就与老年人机体的修复能力下降、稳态失调密不可
分。这种衰老带来的机体"脆性"改变被称为衰弱。

2. 什么是老年衰弱

老年衰弱是由多种因素造成的，以力量减弱、耐力下降和生理
活动功能下降为特征的一种临床综合征，最终导致失能和 / 或死
亡。衰弱包括生理衰弱和认知衰弱，前者主要与躯体功能相关，后
者与大脑认知功能相关。随着年龄增加，衰弱缓慢进展、无声无
息，因而常常被人们忽视。并且，衰弱造成了老年人跌倒、失能和
死亡的高风险，与无衰弱的老年人相比，衰弱老年人的死亡风险增
加 15% ~ 50%，应当引起足够的重视。

3. 老年人应尽早识别和筛查衰弱与失能

衰弱的诊断不需要特殊的抽血检查或大型器械检查，由专业的
医疗人员实施量表评估即可，评估内容主要包括：体重变化、力
量、疲乏的感觉、步行速度、日常活动能力等。此外，通过简单的
衰弱筛查量表，老年人也可以自己判别是不是患有衰弱。衰弱的早
期自我筛查非常重要，因为早发现、早干预是逆转衰弱、避免进展
为失能的关键，等进入到衰弱晚期时，不良结局已很难避免。

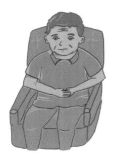

疲劳

"在过去的四周中，你有感到疲劳吗？"

总是感到疲劳

大部分时间感到疲劳 } 符合任一情况 1 分

有时感到疲劳（0 分）

偶尔感到疲劳（0 分）

从未感到疲劳（0 分）

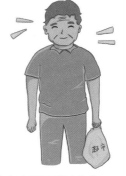

力量

"你在不借助任何辅助工具及他人帮助的情况下，是否感到无间歇地爬十级台阶有困难？"

否（0 分）

是（1 分）

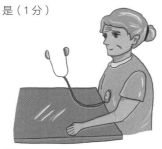

疾病情况

"是否有医生曾告诉你，你存在以下疾病？"

包括高血压、糖尿病、恶性肿瘤（微小皮肤癌除外）、慢性肺病、急性心脏病发作、充血性心力衰竭、心绞痛、哮喘、关节炎、脑卒中、肾脏疾病

0～4 种（0 分）

5～11 种（1 分）

体重

"在脱鞋、穿贴身衣服的情况下，当前体重是（）千克？一年前的体重是（）千克？"

体重下降程度 =[（一年前体重－当前体重）/ 一年前体重］X100%

体重下降＜5%（0 分）

体重下降≥5%（1 分）

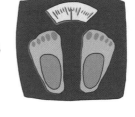

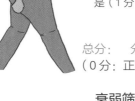

步行

"你在不借助任何辅助工具及他人帮助的情况下，是否感到走过一个街区（100～200 米）的距离有困难？"

否（0 分）

是（1 分）

总分：　分

（0 分：正常；1～2 分：衰弱前期；3～5 分：衰弱）

衰弱筛查量表

《老年失能预防核心信息》建议老年人特别是高龄、新近出院或功能下降的老年人，应定期接受老年综合评估服务，有明显认知与运动功能减退的老年人应尽早就诊；建议社区老年人定期（每6个月至1年）进行失能的筛查，以早期识别失能高风险人群及评估老年人是否存在功能下降。

 知识扩展

《老年失能预防核心信息》包括哪些内容

老年人的健康状况与多种因素有关，需要进行多方面功能的维护。老年人应当定期体检，早期发现和干预老年常见疾病和老年综合征；鼓励老年人积极参加户外活动，进行适当的体育锻炼以增强平衡力、耐力、灵活性和肌肉强度，增加骨密度、肌肉力量和机体活动功能，减少衰弱和肌少症的发生；同时应定期进行营养状态筛查与评估，接受专业营养指导，合理膳食、均衡营养，对于存在营养不良或营养不良风险的老年人应遵医嘱及时使用营养补充制剂。老年人的心理状态与失能密切相关，因此应多关注老年人的心理健康，鼓励老年人多参加社交活动，丰富老年生活，避免社会隔离。总之，老年人应正确认识衰老，树立积极的老龄观，通过科学、权威的渠道获取健康知识和技能，积极保持健康状态。

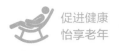
 误区解读

老年人吃饭只要七分饱

由于高血压、高血脂、糖尿病等代谢相关性疾病在中老年人群中十分常见，很多老年人养成了长期控制饮食的理念和习惯。但需要注意的是，随着年龄的增加，老年人应逐渐放宽饮食限制程度，改变吃饭仅"七分饱"的饮食习惯。

对于衰弱、失能或者 80 岁以上的高龄老年人，饮食的重点要变为防治营养不良，注意定期监测体重，每天保证有足够的能量摄入，尤其是足量的蛋白质补充。老年人的蛋白质合成效率下降，为了保持和恢复肌肉，老年人比年轻人需要更多的膳食蛋白质。在这里再次强调，健康成年人每日蛋白质的摄入量建议为 0.8~1.0 克／千克体重；非衰弱的健康老年人建议每日蛋白质增加到 1.0~1.2 克／千克体重；对于衰弱前期或衰弱的患者建议每日蛋白质摄入量达到 1.2~1.5 克／千克体重；而对患有严重疾病、受伤或明显营养不良的老年人每日蛋白质则可能需要补充到 2.0 克／千克体重。蛋白质摄入须平均分布于每日的 3~5 餐中，推荐富含亮氨酸的优质蛋白质。在抗阻运动后 20~30 分钟进食蛋白质，最有利于肌肉的生长。睡前摄入消化慢的酪蛋白可保持睡眠时血液中的氨基酸水平，增加夜间的肌肉蛋白合成。饮食治疗要配合运动。

（刘　娟）

"老来瘦"风险信号，跌倒的最大元凶
——带您测测是否得了肌少症

李大妈今年 69 岁了，最近 3 个月胃口不好，瘦了一些，以为是胃病犯了，来医院做胃镜看看，做了好几个检查后，说身体没毛病，就是觉得没力气，犯懒，走路都比以前费劲，体力大不如前。医生让去肌少症门诊看看。看完后考虑是肌少症，那么，什么是肌少症，发病原因是什么，有没有办法能够判断自己是否得了肌少症呢？

带您测测是否得了肌少症

 小课堂 ●●●●●●●●●●●●●●●●●●●●

1. 什么是肌少症

肌少症又称肌肉衰减综合征，是与增龄相关的进行性全身骨骼肌含量减少，同时伴有功能下降。5%～13% 的 60 岁以上老年人及 11%～50% 的 80 岁以上的老年人均有不同程度的肌少症。

2. 肌少症的发病原因

肌少症首先是一种增龄性的改变，随着年龄的增加，发病率越来越高。在年轻的时候，每个人的肌肉含量都是越来越高的，25 岁左右达到顶峰，40 岁开始出现下降，这首先是与年龄的变化有关；其次是营养摄入不足，比如蛋白质的摄入不足，或者锻炼不充分，这些都会影响肌肉的含量。

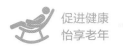
另外，还有消耗性疾病，比如一些慢性炎症性疾病、肿瘤或者慢性心肺功能的疾病，都可能会加速肌肉的分解代谢，从而引起肌肉的减少。

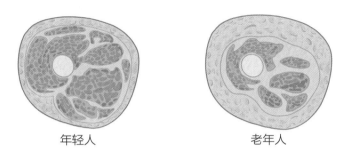

年轻人　　　　　　　　老年人

年轻人与老年人下肢肌肉横截面对比图

3.　**有没有办法能够判断自己是否得了肌少症**

（1）完成肌少症自评问卷：通过自己在家中的表现，就可以判断自己的肌肉力量有没有问题。得分≥ 4 分，就有肌少症的风险。

肌少症自评问卷

序号	检测项目	询问方式	计分
1	S（strength）:力量	搬运 5 千克重物是否困难 无困难,记 0 分 偶尔有,记 1 分 困难较大或不能完成,记 2 分	
2	A（assistance in walking）:行走	步行走过房间是否困难（记分同上）	
3	R（rise from a chair）:起身	从床上或椅子起身是否困难（记分同上）	
4	C（climb stairs）:爬楼梯	爬 10 层楼梯是否困难（记分同上）	

序号	检测项目	询问方式	计分
5	F（falls）：跌倒	过去一年跌倒次数 从没，记 0 分 1 ~ 3 次，记 1 分 大于等于 4 次，记 2 分	

（2）指环试验：小腿围测量——用自己双手的食指和拇指环绕围住小腿最粗的部位，如果测量到的小腿围刚好合适或比指环的粗细小，患肌少症的风险就会增加。

（3）小腿围：小腿垂直于地面，用软尺测量小腿最粗周径，如果男性＜ 34 厘米，女性＜ 33 厘米，提示可能存在肌少症。

4. 临床医生如何诊断肌少症

老年人在专业医生的指导下评估以下几点。

（1）握力：这反映了上肢肌肉力量。如果男性＜ 28 千克，女性＜ 18 千克，判断上肢力量下降。

（2）5 次起坐时间：反应下肢肌肉力量。如果 ≥ 12 秒，就判断下肢力量不足。

（3）肌肉含量：2019 年亚洲肌少症工作组发布了《肌少症诊断及治疗专家共识》，推荐使用双能 X 线吸收测量仪（DXA）或生物电阻抗法（BIA）（两者均经过严格调整）测量肌肉质量。对肌少症的四肢骨骼肌指数的诊断界值为：通过 DXA 分析，男性＜ 7.0 千克 / 米^2，女性＜ 5.4 千克 / 米^2；或应用 BIA 测定，男性＜ 7.0 千克 / 米^2，女性＜ 5.7 千克 / 米^2。

（4）步速：这是一个能全面衡量肌肉功能的指标。老年人以正常速度走 4 ~ 6 米的距离，记录时间，计算步速。如果步速＜ 1.0

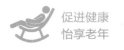
米 / 秒，就存在步速下降。

5. 肌少症该怎么治疗

应该从病因的角度去治疗，如果老年人有慢性消耗性疾病，比如慢性心肺疾病、肿瘤、炎症等，首先，要治疗这些原发性疾病；其次，对于营养摄入不足或锻炼减少引起的肌少症，也要进行针对性治疗，包括三大部分：营养、锻炼、药物。药物治疗，比如生长激素、雄激素，理论上可以促进肌肉的合成、增加肌肉含量，但药物长期服用的安全性缺少充足证据，因此药物治疗在三个部分中，是放在后位的。对于社区老年人来说，肌少症的预防大于治疗，营养处方和运动处方就可以很好地防治肌少症。

 知识扩展

预防老年人肌少症的核心信息有哪些

增强公众对肌少症的科学认识；早识别肌少症的危险因素；筛查及干预肌少症可能人群；养成良好的运动习惯；重视膳食营养，进行适当的医学营养补充；管理好慢性病；重视非自愿性体重下降；重视和预防跌倒；避免绝对静养。

 误区解读

"千金难买老来瘦"

在大家的印象中，肥胖往往与高血脂、心脑血管疾病等密切相连，是老年人的公敌。中国有句老话叫"千金难买老来瘦"，殊不知，老年病中，就有一种以"瘦"为主要特点的疾病，称为肌少症，主要表现为肌肉量减少，肌肉功能下降。其实，人体中的肌肉量，在 25～30 岁达到峰值后，就已经开始逐渐下降了。40～70 岁，每 10 年肌肉量减少 8%；70 岁以后，每 10 年肌肉量减少 15%。这原本都是正常的衰老进程，然而，如果肌肉量以及肌力下降的速度，超过了正常范围，导致老年人出现体重下降、全身乏力、走路变慢，甚至经常出现不明原因的跌倒等症状时，我们就要警惕肌少症的可能。肌少症会导致老年人入院率增加，患病后并发症增多，病情缓解时间延长，甚至死亡率增加。因此，老年人需要增肌减脂，"千金难买老来肉"；中年人"存钱不如存肌肉"，要在"健康银行"里存储足够的肌肉才能应对老年期的不可逆肌肉流失。

（康　琳）

老年人腰背痛是因为年纪大了吗
——关于老年慢性疼痛

　　李阿姨虽然快 80 岁了，但身体一向不错，只是最近一年多来出现腰背痛，翻身、起坐时疼痛明显，有时候走路时间长了这种疼痛也会加重。刚开始李阿姨真没注意，总想着人老了，身体总会这里那里不舒服，如果去医院看病，医生八成会让吃药，是药三分毒，于是就没去管它。直到有一天，腰痛得越来越剧烈，让她吃不香睡不好，去医院一查，被诊断为腰椎压缩性骨折。医生告诉李阿姨，刚开始出现疼痛时就是身体敲响了警钟，提示身体有骨质疏松，但由于她没有及时就医治

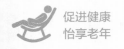

疗，才进一步发展成为骨质疏松性椎体压缩性骨折。李阿姨百思不得其解，自己一直有在坚持补钙啊，也没有摔跤或者被撞倒，怎么会骨折呢？还有，疼痛原来还有这作用，能替身体"报警"？最后，不重视慢性疼痛会引起这么严重的后果？

 小课堂 ● ● ● ● ● ● ● ● ● ● ● ● ● ● ● ● ● ●

1. 什么是老年慢性疼痛

持续 3 个月以上的疼痛称为慢性疼痛，这种疼痛可以表现为持续发作，也可以间歇性发作，在老年人中非常常见。但是这种老年慢性疼痛经常得不到及时的诊断和治疗。老年患者经常会认为人年纪大了身体疼痛在所难免，即使是医务工作者也常常会认为疼痛是自然衰老的一部分而疏于应对。

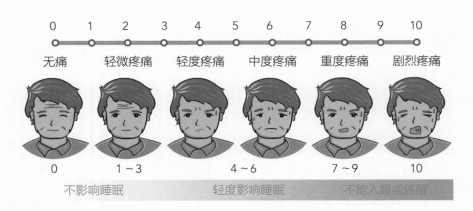

疼痛评分尺

2. 老年慢性疼痛要及时就医

引起老年慢性疼痛的原因有很多，其中以慢性肌肉骨骼疼痛最为多见。比如老年性骨质疏松就会引起肌肉骨骼疼痛，具体表现为腰背痛或全身骨痛。由于骨量和骨质量均下降，椎体压缩变形，脊柱后突，很多老年人在年纪增长后会发现自己的身高变矮了，对于那些发现自己比年轻时矮了 3 厘米以上的老年人需要特别警惕骨质疏松。

除骨质疏松以外，老年慢性肌肉骨骼疼痛还有其他很多原因，比如骨关节疾病，如骨关节炎、类风湿性关节炎等；也可能是韧带疾病，比如各种原因导致的关节扭伤；也可能是脊柱疾病，如椎间盘突出症、腰椎管狭窄症等；还可能是肌肉疼痛综合征，比如肌筋膜炎。另外，恶性肿瘤引起的疼痛也表现为肌肉骨骼疼痛。

从老年慢性疼痛的好发部位来说，最常见的部位是腰背部，其次是膝关节、颈部和髋关节。一般而言，老年女性慢性疼痛的发生率较男性高。

为什么强调要及时就医呢？及时就医的目的除根据病情需要予以合理的镇痛治疗以改善生活质量外，另一个重要的原因就是为了查找病因，针对病因及时干预，可以有效地改善预后。

3. 老年慢性疼痛怎么治疗

老年慢性疼痛的治疗，正如上文所说，一方面控制疼痛，好比我们说的"治标"。另一方面就是对引起疼痛的病因进行个体化治疗，这就是我们说的"治本"。但在这里，"治标"和"治本"不分高低，同样重要。

先说控制疼痛，在开始治疗之前，需要以患者为中心进行全面评估，因为疼痛涉及患者的方方面面，比如生理、社会、心理等诸多因素，治疗过程中需要患者参与疼痛的自我管理，若患者能共同

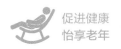
参与治疗方案的决策制订，将会收获更好的治疗效果。治疗方式包括药物、康复理疗、心理干预治疗等。在使用镇痛药物时，应小剂量起步，逐渐加量，过程中反复评估。老年人共病多，同时服用多种慢性病治疗药物的情况非常普遍。因此选择药物还需要充分考虑不同镇痛药物的适应证、老年人本身脏器功能储备问题，以及可能的药物间相互作用。具体用药，应听从专业医生的建议。

再说病因治疗，比如文章开头提到的李阿姨，需要针对椎体压缩性骨折和骨质疏松进行治疗。治标与治本同时进行，等到针对病因的治疗逐渐起效后，疼痛也会得到控制，镇痛治疗可以相应慢慢撤掉。

 知识扩展

1. 服用止痛药物会上瘾吗

这是很多老年患者使用止痛药物前最担心的问题。有些止痛药的确有一定的成瘾性，但我们临床使用的很多止痛药物，尤其是在药房可以自行购买的非处方类止痛药物都是没有成瘾性的，比如布洛芬、对乙酰氨基酚等。有些止痛药物虽然具有一定的成瘾性，长期使用可能导致药物依赖，但那些药物只在医院有售，且受到严格的处方监管。在医生指导下使用，一般不会成瘾。

2. 外用止痛药效果也不错

对于老年慢性疼痛尤其是肌肉骨骼疼痛的治疗，外用止痛药物也是一个不错的选择。它直接作用于疼痛部位，与口服止痛药物相比，它在疼痛部位的浓度更高，而且起效更快，全身不良反应更少。但需要注意的是，使用外用止痛药物比如止痛贴剂时，不要贴在受损的皮肤或黏膜表面，也不要贴过长时间。一片止痛贴剂药效一般只能维持 8～12 小时，贴更久时间并不会有更好的止痛效果。相反，还会影响皮肤透气，增加局部皮肤炎症的风险。随着年龄的增长，皮肤中胶原蛋白流失、皮脂腺功能减退，导致老年人皮肤质量下降，更容易出现干燥、脱屑、皲裂等情况，长时间在一个部位使用止痛贴剂风险较大，如必须使用，应在疼痛部位经常变换位置。

 误区解读

1. 国外的止痛药效果更好

不少人认为国外的止痛药效果更好，这种说法并没有依据。不同止痛药物的镇痛机制、止痛强度研究得非常清楚，医生会根据患者的病情选择相应的药物。在缺少医生指导的情况下，直接应用"海淘"的一些止痛药物，很难有安全保障，比如某"网红"宣传的日本止痛药物，主要成分为布洛芬、烯丙基异丙基乙酰脲，后者又称丙戊酰脲，因为可能增加血小板减少性紫癜的风险在很多国家已经被禁用。"海淘"时，很难确切获得这些信息。

2. 止痛就是要治到完全不痛

有疼痛不治疗是不合理的，但止痛就是为了完全不痛这种理解也不合理。老年慢性疼痛的治疗疗程相对较长，药物使用更要权衡利弊。对于老年人来讲，用镇痛效果稍弱但更安全的止痛药物，将疼痛控制到不太影响生活质量的程度就可以了，与选择镇痛效果更强但不良反应更大、甚至具有一定成瘾性的止痛药物相比，是更合理的选择。

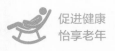

小故事 人类为什么要有痛觉

劳动时不小心扎了手，做饭时热油溅到皮肤上，都会引起疼痛的感觉。痛觉是一种令人不愉快的感受，痛觉也是人体必要的感觉，尽管过度的疼痛会引起身体器官的功能障碍，引发情绪问题，易导致药物滥用，但痛觉仍然是人类应对外界危险或自身疾病的重要机制。

为什么人类需要痛觉？疼痛看似没有必要，实际上却是我们身体的"报警器"。除了防止出现更严重的伤害，疼痛还通过限制活动促进伤口愈合。

（朱 翔 殷 实）

"社交癌"需要治
——尿失禁的危害和治疗

最近，李阿姨总是不愿意出门，女儿孝顺，想带李阿姨去旅游，李阿姨却怎么都不愿意。老伴儿也发现本来性格很开朗的李阿姨好像变了个人，不愿意出门，也不愿同朋友交流。家人很担心，反复追问下李阿姨才说出实情，原来在早年间生完女儿之后，李阿姨就有断续漏尿的问题，只是一直没有在意，随着年龄的增长，症状越来越重。原先只有在跑跳的时候会漏一点儿，现在只要活动就会漏，让人防不胜防，没有别的办法，只能用上纸尿裤，有时候一天几个纸尿裤都不够用。李阿姨很苦恼，羞于和别人说，总觉得这是丢人的事情；又害怕出门漏尿多了，来不及换纸尿裤，久而久之就越来越自闭，不愿意交际。在家人的劝说下，李阿姨来到泌尿外科就诊，在医生的指导下，李阿姨才知道，这不是什么丢人的事情，像她这样的人有很多。

 小课堂

1. 什么是尿失禁

尿失禁是指尿液无法被人自主控制而从尿道漏出。人自主排尿是一个很复杂的过程，不仅需要大脑的参与，还要受到盆底肌的控制。盆底肌就像是一个"阀门"，在平时关闭着，只有在大脑下达排尿指令时才打开。但是由于种种原因，"阀门"在平时无法严格地关闭，导致尿液在压力大的时候会漏出，就造成了尿失禁。尿失禁可能发生在任何年龄段、任何人群。但由于女性尿道较短，控制力弱于男性，且随着年龄的增长盆底肌的控制力下降，因此尿失禁更常见于老年女性。

2. 尿失禁分为哪几种

尿失禁分为以下4种。

（1）真性尿失禁：指在任何时候和任何体位时，均有尿液不受意识控制而自尿道口流出，多见于尿道括约肌损伤（如经尿道手术、外伤后），括约肌的"阀门"功能丧失，导致尿液无法留存。

（2）压力性尿失禁：指平时能够控制排尿，但在腹内压突然升高（如咳嗽、大笑）时发生尿失禁现象，多见于产后女性。

（3）充盈性尿失禁：又称假性尿失禁，是由于膀胱内大量储存尿液超出膀胱容量导致的尿液溢出，多见于慢性下尿路梗阻疾病

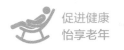
（如前列腺增生）的患者。

（4）急迫性尿失禁：指的是当有强烈的尿意时却不能由意志控制，尿液经尿道流出。

以上几种尿失禁可以单独存在，也可以同时存在，同时存在时往往称为混合性尿失禁。

3. 尿失禁有什么危害

尿失禁有一个别名，叫作"社交癌"。由于长期反复的漏尿，往往会使患者产生焦虑心理，害怕出门，以及同别人交流时不敢大声说话或大笑，久而久之严重地影响患者的生活和社交。而长期的尿液外流和使用纸尿裤等物品会造成患者会阴区的感染，出现局部溃疡及妇科炎症，反复的尿道炎还会上行，造成膀胱甚至肾盂的炎症。另外，尿失禁也提示可能存在其他的疾病，如尿道梗阻所产生的慢性尿潴留或膀胱结石等，需要去医院专科就诊来明确病因。

4. 尿失禁可以治疗吗

尿失禁是可以治疗的，根据尿失禁的不同种类、不同程度，选择不同的治疗方法。例如，产后的女性往往存在一定程度的尿失禁，如果症状较轻，可以通过盆底肌肉的锻炼而恢复。急迫性尿失禁往往和很多继发性刺激因素有关，例如膀胱结石可以引起急迫性尿失禁，在解决掉膀胱结石后，尿失禁症状可得到好转，同时，也可以通过药物降低膀胱的敏感性来达到治疗急迫性尿失禁的目的。如果尿失禁以压力性尿失禁为主，可以进行尿道悬吊术或人工尿道括约肌置入术等手术，人为地增加括约肌的力量，来控制排尿。总而言之，尿失禁的治疗方法多种多样，具体选择哪种治疗方法，需要结合患者的具体情况进行个体化分析。

知识扩展

1. 尿失禁应该如何预防

很多种类的尿失禁是可以通过生活习惯的调整和锻炼进行预防和改善的。首先，要有良好的饮水和排尿习惯，尽量少喝刺激性的饮料，不憋尿。其次，可以通过盆底肌肉的锻炼增加力量来缓解尿失禁症状。专业的盆底肌训练是通过重复地收缩盆底肌肉来改善盆底肌的力量。具体操作方法：在我们排尿时突然憋住，放松后恢复排尿，这时用的肌肉就是盆底肌肉，通过反复地重复这个动作就可以达到治疗目的。一般建议每日早、晚各进行 20～30 次，不要太多，过度的训练会导致肌肉的疲劳，甚至损伤。每次收缩肌肉后维持收缩状态 5～10 秒，然后放松 5～10 秒，反复如此，就可以达到训练目的。

2. 尿失禁的外科治疗

中度、重度的尿失禁可以通过外科治疗手段改善，通过采用人工材料模拟原有的括约肌功能或增加括约肌力量，达到治疗目的。外科手术主要有尿道悬吊术和人工尿道括约肌置入术，相对于其他方案，外科手术虽然有创伤，但效果更好，适用于其他治疗方式效果不佳的人群。

 误区解读

1. "患尿失禁的人很少，这个病又很脏，我不敢跟别人说"

尿失禁在老年女性中高发，调查显示，在 45 岁以上已育的女

125

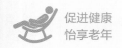

性中，45% 伴有不同程度的尿失禁，而在 75 岁以上的女性中，这个比例高达 70%。因此，尿失禁并不是个例，只是大家平时不愿意交流这方面的问题。但只有正确面对，积极就医，尿失禁才有机会得到控制，避免造成更严重的影响。

2. **尿失禁是人老了自然会发生的事，无法治疗**

虽然尿失禁和人体衰老有一定的相关性，但老年人不一定都会发生尿失禁。我们完全可以通过锻炼进行预防或者改善相关症状。老年人群的社交需求并不亚于年轻人，为了正常社交，老年人要积极地治疗尿失禁；同时由于年老免疫力下降，老年人更应减少或避免尿失禁带来的卫生问题，因此更需要规范治疗。

（侯惠民　刘　明）

子宫掉出来了怎么办
——老年女性盆底功能障碍性疾病

李婆婆的好朋友张婆婆最近不愿意出门，李婆婆多次去其家中看望，才问出个究竟。原来上次张婆婆和大家一起去打乒乓球的时候，突然感觉到身体异样，像有东西从体内掉了出来，她赶紧回家查看，吓了一跳，自己的阴道里居然掉出了东西！张婆婆羞于和家人及朋友们讲，就一直待在家里，不敢继续出去玩儿了。李婆婆一听就明白是怎么回事了，之前她也出现过类似的情况，当时还以为自己得了绝症，后来去医院才知道是自

老年女性盆底功
能障碍性疾病

己的子宫脱出来了，经过治疗，李婆婆子宫脱垂的问题得到了明显的改善。李婆婆也劝说张婆婆赶紧去医院就诊，解决烦恼。

 小课堂

1. 什么是盆底功能障碍性疾病

女性盆底功能障碍性疾病是包括盆腔器官脱垂（盆腔内器官包括子宫、阴道壁、肠等）、尿失禁、盆腔疼痛、性生活障碍等一系列疾病，给中老年女性的生活造成极大的困扰。其中最困扰老年女性的，是盆腔器官脱垂和尿失禁。

2. 女性盆底的构成

盆是骨盆，盆底就是骨盆底，是由多层肌肉和筋膜构成，与骨盆共同围成一个腔，腔里面装着子宫、卵巢、输卵管、阴道，还有邻近的输尿管、膀胱、尿道、直肠等器官；盆底封闭骨盆出口，承托并保持盆腔脏器于正常位置。当这些肌肉、韧带和筋膜组织发生了松弛，则会发生盆腔器官的脱垂。

3. 盆底功能障碍性疾病的"罪魁祸首"

引起盆底功能障碍性疾病的原因可能如下。

（1）盆底功能障碍性疾病可能是一种"产后后遗症"：妊娠和分娩是女性患盆底功能障碍性疾病的主要原因。怀孕时，逐渐增大的子宫、胎儿会持续地压迫盆底支持结构（包括肌肉和盆腔器官周围的韧带）；盆底在胎儿娩出时受到过度的压迫和拉伸，可能造成肌肉和韧带的损伤。每一次生产后，盆底功能都会经历一次断崖式的下降，分娩的次数越多，盆底功能受损的风险越大。可以说罹患

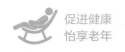

盆底障碍疾病，就是分娩在女性身体中埋下的"定时炸弹"，会影响日常活动、夫妻生活，降低中老年女性的生活质量。

（2）盆底功能障碍性疾病存在遗传因素：部分盆底功能障碍性疾病患者存在家族遗传现象，多项研究显示有家族史的女性患病风险大于没有家族史的女性。这提示有盆底障碍症状的母亲，要和女儿多交流，提醒女儿，尽早采取措施预防盆底功能障碍性疾病。

（3）年龄增长——不可改变的因素：女性绝经后，体内雌激素含量的减少是不可避免的，当雌激素分泌减少之后，全身的肌肉会发生改变，一方面肌肉的数量会减少，另一方面肌肉和韧带逐渐变得松弛无力，对盆腔的支撑作用减弱。这也是为什么大多盆底功能障碍性疾病患者年老之后，症状变得更加明显和严重。

 知识扩展

1. 能否自己判断是否患有盆底功能障碍性疾病，进行自查

盆底功能障碍性疾病可能是一个症状也可能会是好几个症状同时出现，如果遇到下面这几种情况：久站后腰痛或不明原因的腰痛、下体有坠胀感、排尿或排便费力、站立后感觉阴道有"东西"脱出但平躺后又消失了，可能出现了盆腔器官脱垂。

如果咳嗽、打喷嚏、大笑、跑步或提重物时出现漏尿或漏大便，想排尿或排便没到厕所尿或大便就流出来了，可能是出现了尿失禁或大便失禁。当出现便秘或排尿困难时，也可能是盆底肌功能出现了问题。特别是当需要改变体位，甚至需要把阴道里掉出来的"东西"推上去才可以解出小便或者大便时，很可能是盆腔器官出

现了脱垂，影响了排尿排便功能。

具有以上症状时，可以初步判断存在盆底功能障碍性疾病。但是疾病的严重程度和是否存在脱垂，需要去医疗机构，请专业的医护人员通过相关的专科检查进行明确。虽然自己可以进行简单判断，但自查的意义不大。最好的方法就是定期去医院做专科检查。

2. 盆底功能障碍性疾病需要治疗吗

当出现症状时，就应该治疗。治疗的方法包括改变生活方式、保守治疗和手术治疗。70%~80%的患者症状较轻，可以通过保守治疗改善症状或治愈。保守治疗中最重要的方法是盆底肌训练，这个方法简单、方便、经济。在专业医护人员的指导下进行正确的盆底肌训练，坚持12周及以上，不但能够治愈或减轻盆底疾病的症状，还能减少或推迟盆底手术患者的复发。对于盆底肌功能较弱，不能进行正确盆底肌训练的患者，还可以通过盆底肌电刺激、磁刺激、生物反馈、盆底肌康复器等方法增强盆底肌训练的效果。对于老年盆底器官脱垂的患者，局部应用雌激素或放置阴道子宫托，都是可选择的保守治疗方法。

手术治疗并不能完全治愈盆底疾病，术后仍可能再次发生盆底功能障碍性疾病。当保守治疗方法无效时，建议进行手术治疗。

不管是保守治疗还是手术治疗，专业医生都会针对每位患者的情况和患者的预期制订个体化的治疗方案。

3. 如何预防盆底功能障碍性疾病的发生及减轻其症状

只要有生育，只要有衰老，在女性群体中，盆底疾病就会一直存在。我们无法改变衰老，也无法改变生育，但我们可以通过采取一些方法预防盆底疾病或者减轻其症状。研究发现，肥胖、便秘、

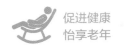

长期负重等是盆底疾病的危险因素。我们可以通过以下做法，降低这些危险。

（1）控制体重在合理范围内，坚持规律的盆底肌肉训练。

（2）坐、站和行走的时候保持良好的体态，收腹挺胸，坐如松、站如钟、行如风、不跷二郎腿。

（3）避免提重物或长期负重，如长时间抱宝宝等。

（4）避免运动过度，包括强度过高或时间过长的锻炼。

（5）多喝水，多吃富含纤维的食物，保持大便柔软不干燥。

（6）治疗引起慢性咳嗽的原发病。想咳嗽时，先让自己坐下来再咳嗽。

（7）在提重物、打喷嚏等日常动作之前，先收缩盆底肌，再做这些动作。

 误区解读

盆底功能障碍性疾病（漏尿、子宫脱垂）是年老的必然现象

不是。年龄增长只是盆底功能障碍性疾病的危险因素之一，不是所有女性到了老年都必然得此病。只要及时意识到自己发病的风险，并合理规避，完全可以避免患此病；即使患病，只要及早去诊治，就会极大地提升自己的生活质量。

然而，现实生活中，对于"漏尿"或者"同房痛"等问题，很多女性要么觉得难以启齿，要么认为这是正常现象，既不跟家人哪怕是自己的女儿或者是母亲说，也不去求助专业医生。这种情况不是个例，而是多数，说明目前对这个疾病的科普还不到位。盆底功

能障碍性疾病的高危人群，应主动和家人交流以及定期问诊，如有发病的倾向，应及时预防和治疗。

（李　旻）

长期卧床有风险
——如何预防老年人压疮

李大爷今年 70 岁，古稀之年，本该享受天伦之乐的年纪，却饱受疾病折磨。3 年前，李大爷因脑卒中导致右侧肢体瘫痪，长期卧床，起初还可自己翻身，随着疾病进展加重，后期只能由家人协助翻身。由于长期卧床，局部出现压疮，久久不能愈合，李大爷的心情也随之低落，食欲消退导致营养不良、身体消瘦。为此，老伴儿和儿女每周 2 次带李大爷到医院换药，非常积极地给李大爷进行治疗，但打车和医疗费用的支出很多，家人也特别劳累。压疮给李大爷和家人都带来不小的负担。

如何预防和治疗
老年人压疮

小课堂

1. **什么是压疮**

压疮，又称压力性损伤、压力性溃疡、褥疮，是由于身体局部组织，尤其骨突部位长期受压，发生持续缺血、缺氧、营养不良而致组织溃烂坏死。多发生于长期卧床或坐轮椅的行动不便者，特别是老年人。最常发生于骶尾部（臀部的中间）、两侧髋部（胯部）、

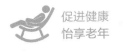
足跟等。

2. 压疮有哪些表现，如何处理

卧床老年人的压疮主要是由长时间不翻身引起的。最开始可能表现为身体与床或轮椅接触的骨突部位的皮肤发红，用手指按压 3 秒钟，松开时如果皮肤不变白，已经属于 I 期压疮，这时候就要尽可能地缩短翻身间隔，避免继续受压；也可以使用防压疮气垫床、泡沫敷料等，保护局部皮肤。

早期压疮还可表现为局部浅表皮肤破损或水疱，当水疱直径大于 5 毫米时，不能自行吸收，需要消毒处理后，用注射器将疱液抽出，然后用敷料覆盖。已经发生压疮的部位不要继续受压，一旦发现破溃，除了继续定时翻身，还要及时清洁换药。

如果压疮继续发展，伤口逐渐加深，可能会有腐肉或结痂覆盖在伤口上，需要去医院清创，或请护理人员到家换药。对压疮要提高重视，压疮严重可伴继发感染，导致败血症，产生全身症状，甚至危及生命。

3. 如何预防压疮

压疮的发生，不仅会造成老年人生理上的痛苦，也会给家庭和照顾者增加护理及经济上的负担，因此对于长期卧床的老年人来说，预防压疮特别重要。在居家环境下，常见的预防措施有以下几点。

（1）勤翻身：压疮发生最直接的因素是压力。家属和照顾者要鼓励老年人自主翻身，在床上做力所能及的活动和肢体功能锻炼。对于不能自行翻身的老年人，照顾者需要学会如何为老年人翻身，保证每 2～3 小时翻身 1 次，平卧位和左、右侧卧位交替，必要时缩短翻身间隔时间。

如果家里为老年人提供了能抬高床头的床，可在进餐时将床头抬高，要注意抬高角度不要超过30°，抬高持续的时间也不能太长。否则，老年人容易发生骶尾部深部组织压疮。

长期卧床的老年人还可以使用气垫床或其他防压疮的床垫，目前市场上相应的产品非常多，建议选择大品牌的产品，同时仍需注意为老年人翻身，翻身间隔时间以不出现不可逆的压红为宜。

（2）保护皮肤：每次帮助卧床老年人翻身时，都要观察皮肤是否红肿破溃，触摸是否有硬结，尽量不要让先前受压后仍发红的部位继续受压。对于皮肤干燥的老年人，每次为其清洗皮肤后使用润肤剂保湿。大小便失禁的老年人，局部皮肤（排泄部位及周边）潮湿，会导致细菌滋生，同时此处皮肤浸润、变软，容易因摩擦而破损。为大小便失禁的老年人及时清洗后，可以使用有隔离功能的皮肤保护产品，如皮肤保护膜类产品，防止局部皮肤过度潮湿。

（3）均衡营养：老年人皮肤干燥粗糙变薄，弹性变差，体温调节功能降低，对冷、热、痛感觉迟钝，使皮肤无法及时感受到压迫等，导致老年人容易发生压疮。此外，全身营养不良的老年人、肥胖老年人，更易发生压疮。所以在饮食上，应给予老年人均衡的热量、蛋白和富含维生素的饮食，以改善老年人的皮肤状况及避免出现营养不良和肥胖。对于不能进食的卧床老年人，照顾者应学会鼻饲的方法和注意事项。

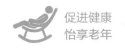
 知识扩展 ///////

湿性伤口愈合理念

创伤愈合是指身体遭受外力作用，皮肤等组织出现损伤后的愈合过程。

传统观点认为，当伤口创面干燥清洁时，更有利于伤口愈合。为创造干燥的环境，一般会使用传统的纱布敷盖伤口或直接让伤口暴露着，即干性愈合。但事实上，干性愈合这个方式并不会加速愈合，且存在着许多弊端和不足，包括容易使伤口脱水，形成结痂，阻碍伤口愈合；传统敷料容易与伤口新生肉芽组织粘连，更换敷料时导致伤口再次损伤；创面与外界无阻隔性屏障，不能有效地防止细菌的侵入；因无法保持伤口的温度和湿度，延长了愈合的时间。在湿性环境下，伤口愈合的速度是干性环境下的 2 倍。鉴于此，护理伤口时，创造接近生理状态的湿性愈合环境，更有利于伤口的完整愈合。

"湿性伤口愈合"着重创造使伤口湿润、不形成结痂的环境，常用的方法为选用保持湿性的敷料等。

 误区解读

1. 翻身宜给予最大侧卧位

最大侧卧位会导致受压部位承受全部体重的压力。

应该采用侧卧 30°体位，这样可以将受压部位的压力减少至体重的一半。

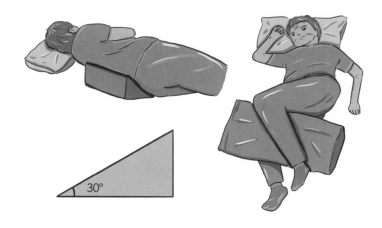

侧卧 30°体位的摆放

2. 局部按摩预防压疮

很多情况下，随意地按摩不仅没有好的治疗效果，反而不利于压疮部位的恢复。尤其需要注意的是，当压疮部位的组织存在水肿、变形等情况时，局部按摩反而会加重组织损伤或炎症反应。

3. 使用环形 / U 形垫圈或橡胶圈可预防压疮

使用环形 / U 形垫圈保护受压部位皮肤时，会影响圈内皮肤的血液循环，导致中心区皮肤淤血，加重圈内皮肤缺血与缺氧；而橡胶圈不透气，妨碍汗液蒸发，导致局部潮湿，也会使皮肤更易受损。

正确的做法是：侧卧位时可以使用楔形垫，垫在老年人的整个腰背部；保护足跟时，可以使用泡沫垫或软枕将小腿全部垫起，同时注意腿不要伸得太直，以免形成血栓。

4. 使用消毒液对压疮的创面进行消毒

这种消毒方式会将创面新生的脆弱肉芽组织杀灭。一般情况

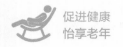
下，只需要使用生理盐水冲洗或擦洗干净即可。

（孙　红　王　霞　罗家音）

远离"缠腰龙"
——带状疱疹的防治

　　张大爷辛苦工作四十多年，退休后和朋友们接连几天爬山、游泳、逛公园，玩得不亦乐乎。一天晚上洗澡时他突然发现肚皮上长了几颗红痘痘，以为是公园里蚊虫叮咬导致的，有点儿疼但不严重，便没有在意。没想到第二天痘痘明显更多了，从肚皮扩散到了腰上，还出现了小水疱，疼痛也越发厉害。张大爷顿觉不妙，赶紧来到医院，医生只看了一眼便给出诊断——带状疱疹。

 小课堂

1. 带状疱疹是一种常见的病毒感染性皮肤病

　　带状疱疹，俗称"缠腰龙"，是临床上一种常见的病毒感染性皮肤病。据估计，1/3 的人在一生中会患带状疱疹。

　　引起带状疱疹和引起水痘的是同一病毒，叫作水痘 - 带状疱疹病毒。它感染人体后，在幼儿儿童时期发病，叫作水痘；在成年期发病，叫作带状疱疹。带状疱疹患者常是小时候出过水痘，或曾感染过水痘 - 带状疱疹病毒，但当时未发病的患者。

2. 哪些人群易感染带状疱疹

带状疱疹在中老年人群中较高发，其主要原因是随着年龄的增长，人体免疫力逐渐下降，使得 50 岁及以上的中老年人成为带状疱疹的高危人群，尤其是患有慢性病或者肿瘤，存在免疫缺陷以及服用免疫抑制剂治疗的老年人，更容易受到带状疱疹的侵害。当身体长时间处于过度劳累、紧张焦虑、频繁熬夜、情绪激动或感冒受凉等状态时，自身抵抗力和免疫力降低，潜伏在体内的水痘 - 带状疱疹病毒就可能被慢慢激活，引起带状疱疹的发作。此外，该病秋冬季多发、女性发病率高于男性。

 知识扩展

1. 带状疱疹的发病具有一定特点

带状疱疹会引发疼痛，后遗症也会疼痛。通过早诊、早治，可以减少发疹以及后遗症的疼痛。此疼痛十分难忍，所以早期诊断非常重要。因疱疹发病具有一定的特征，即使临床表现不典型的无皮疹性带状疱疹的患者，在发病早期去皮肤科就诊，经验丰富的皮肤科医生根据其描述的疼痛性质和部位，一般都能及时诊断出来。具体特征如下。

（1）带状疱疹的疼痛以皮肤疼痛为主，疼痛性质多样，可能为放射性、牵拉性、抽搐样、电击样，以及烧灼样等；疼痛时间不定，常表现为非持续性疼痛。

（2）由于水痘 - 带状疱疹病毒的嗜神经性特点，带状疱疹可以沿着神经分布侵犯体表的任一部位，其中肋间神经、腰骶神经、三

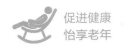
叉神经分布的区域较常见，即皮疹和疼痛位置最常见于肋部、腰部、前胸、面部等位置。

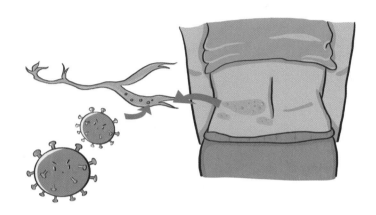

带状疱疹沿着神经分布侵犯体表皮肤

2. 带状疱疹以综合治疗为主

带状疱疹的治疗原则主要以综合治疗为主，以抗病毒、镇痛、促进神经修复、缩短病程为目的。

带状疱疹不是终身免疫性疾病，没有特别有效的、完全治愈的方法，一旦身体免疫力下降，就可能复发，而且儿童期接种水痘疫苗并不能避免成年期带状疱疹的发生。因此，一旦出现带状疱疹，要进行早期、足量、规范化的治疗，千万不可拖延，尽量避免并发症的发生。带状疱疹最常见的并发症是后遗神经痛，60岁及以上带状疱疹患者中，约30%会出现后遗神经痛。后遗神经痛是指患者皮疹痊愈6周后依然出现疼痛，而对于有些老年患者疼痛遗留时间会较长，甚至发生终身难以缓解的神经痛，严重影响生活质量。

3. 预防带状疱疹有哪些重要手段

带状疱疹虽然可怕，但做到以下几点，可以起到预防作用。

一是要建立良好的生活习惯。保证充足的睡眠，重视营养均衡，保持规律运动，以增强自身体质，提高机体对病毒感染的抵抗力，不给体内潜伏的病毒复苏的机会。

二是接种疫苗。接种疫苗是目前预防带状疱疹最有效的手段。临床试验数据显示，带状疱疹疫苗在 50 岁以上人群中保护率 97% 以上，70 岁以上人群中保护率 90% 以上。但调查发现，目前大部分中老年人没有接种带状疱疹疫苗的意识，甚至有很多人不知道带状疱疹疫苗的存在。目前，各地已开放带状疱疹疫苗接种预约登记服务，因此建议近期患过带状疱疹或未发生带状疱疹的 50 岁以上的中老年人尽早接种。

三是做好隔离防护。带状疱疹患者的疱液中含有水痘 - 带状疱疹病毒，具有低度传染性。尽管传染性不高，但由于幼儿身体抵抗力较低，带状疱疹患者应避免与家中幼儿密切接触，以防幼儿感染病毒后发生水痘。有条件的带状疱疹患者应做好隔离工作。患者皮疹处接触过的衣物应定期清洗并消毒。

四是早诊早治。一旦出现带状疱疹的可疑症状，一定要尽快到正规医疗机构就诊，尽早接受规范治疗，以降低后遗神经痛的发生率。有条件的中老年人应及早接种带状疱疹疫苗，将带状疱疹对身体的伤害风险降至最低。

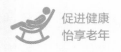

 误区解读

带状疱疹一定会有皮疹

带状疱疹不一定有皮疹。带状疱疹的典型临床表现为身体单侧出现呈带状分布的红斑水疱样皮疹，常表现为在有红斑的皮肤上出现聚集性的、小米至绿豆大小的水疱，疱液透明澄清，疱壁发亮，同时皮肤出现明显的疼痛感，此疼痛十分难忍，有些患者甚至表示痛不欲生。根据上述特点，诊断该病不难。但不典型带状疱疹发病时，皮疹与疼痛并不一定同时出现，有患者先起疹后疼痛，有患者先疼痛后起疹，也有患者起疹与疼痛同时出现，还有一部分患者并不发生皮疹，只是出现单纯性疼痛。因此，广大医生和患者应对该病常备一丝警惕，只要发生原因不明的疼痛，不要忘了把带状疱疹考虑进去。

（孙凯律　常建民）

牙齿没了怎么办
——镶牙那些事儿

张大爷最近有些烦恼，前几天吃螃蟹把门牙硌掉了。整天连嘴都不敢张，虽然出门戴口罩，不会被人发现自己"城门大开"，但老这样也不是个事儿啊，总得把牙给修复了。拖了几天，张大爷决定去整治一下牙齿，可是，到了口腔医院，发现怎么有这么多科室！修复科、颌面外科、牙体牙髓科、牙周科、种植科等。"没牙应该挂哪个科呀？"张大爷犯了愁。

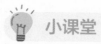 **小课堂**

1. 牙齿缺失怎么办

牙齿缺失会带来许多问题，如影响咀嚼和语言表达。缺失时间过长，会造成邻近牙齿移位、松动，久而久之，上颌骨、下颌骨、软组织都会逐渐萎缩。近年来，口腔科技术和材料都有了极大的进步，修复缺失牙齿也有了更多的选择。老年朋友如果想镶牙，可以先挂口腔综合科或者修复科的号，让口腔医生帮着参谋参谋，对整体的治疗方案进行规划。目前，常见的修复方法有三种：种植修复、固定修复和活动修复。

2. 种植修复

种植牙是人的"第三副牙齿"。大致可分为牙根和牙冠两部分。

第一步：医生根据老年人缺牙后牙槽骨及颌骨的变化，把与人体"亲和力"好的生物材料，植入颌骨内，相当于人造牙根，起支持固定作用。

第二步：造好牙根后，再安装承担咀嚼作用的牙冠。牙根、牙冠都有了，种植牙看起来与自己的牙一样，功能也差不多。

种植修复与固定修复和活动修复比较，具有许多优势：①咀嚼力量最强，它具有很强的固位力与稳定性，有利于保存颌面部骨量；②不需要调磨邻近的真牙，更不需要增加很多假牙的配件，不会使老年人有口感异常和唾液增多等不适感；③体积小、舒适且美观，有利于保持口腔的清洁卫生。

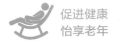
缺点是种植牙的治疗周期较长，费用也较高。

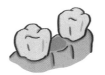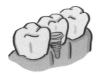

种植牙

3. 固定修复

固定修复是镶固定假牙。装假牙需要磨除一部分邻近的牙齿，有的还需要提前"杀神经"，做根管治疗。

固定修复的优点是镶牙步骤较少、成品快、舒适度也较好。缺点是不能咀嚼太坚硬的食物，否则会缩短假牙的使用寿命。此外，可能造成邻近牙齿食物嵌塞和龋齿，需要定期找口腔医生检查和维护。

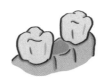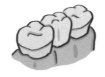

固定修复

4. 活动修复

活动修复是安装活动假牙，是目前最常见的修复方式。

优点：镶牙耗费时间最短、花费最低、无须手术，磨牙量也少。

缺点：佩戴新镶的活动假牙时，会有异物感、言语不清等情况，随着使用时间变长，这些症状会逐渐改善。如果长时间仍不能适应，需要及时向口腔医生求助。镶活动假牙后，先尝试吃软食，适应后再吃正常食物，不能咬过硬或黏性的食物。活动假牙维护要求较高，每顿饭后都需摘下清洁，睡觉前取下后放在凉水里保存。此外，活动修复对邻近牙齿的健康情况要求也较高，需要定期找口腔医生进行检查和维护。长期佩戴活动假牙，还会造成缺牙部分的骨量流失。活动假牙寿命较短，一般使用七八年后需要更换新的。

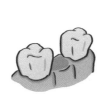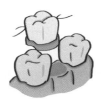

活动修复

 知识扩展

1. 镶牙前需要做哪些准备

镶牙之前需要做很多准备工作：①坏的牙根需要提前拔除，一般拔牙后 3 个月可以镶牙；②龋齿需要修补，漏神经的需要进行根管治疗；③牙龈炎或牙周炎较重的话，需要进行系统的牙周治疗。

这些都需要耗费一定的时间和精力。若平日养成定期口腔检查的好习惯，有小毛病能提前进行治疗，不仅口腔舒适度增加，镶牙之前的麻烦也会少。

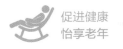
2. 哪种镶牙方式最好

无论选哪种镶牙方式，在选择之前，都要先到口腔科进行咨询。口腔医生通过临床检查，拍摄 X 线片甚至 CT 后，制订出适合的治疗方案。老年人应根据自己的实际情况，进行选择。

3. 哪怕只剩下一颗，也要好好保护牙齿

①不要用牙开瓶盖和啃食过硬的食物等。②认真刷牙，选用软毛牙刷和含氟牙膏刷牙。每天早、晚各刷 1 次，每次 2～3 分钟；推荐使用牙线或冲牙器。③定期洗牙，对于容易长牙石（又称牙结石）的人来说，不仅要洗牙，还应进行系统的牙周治疗。

 误区解读

1. 年纪大了不能拔牙和种牙

年纪大了也可以拔牙和种牙。口腔医生会综合考虑老年人的全身情况进行判断。例如：①是否患有高血压和糖尿病等多种系统疾病；②是否长期口服各种药物；③是否存在吸烟及饮酒的习惯。在综合评估老年人的状况后，医生会给出合适的建议。

2. 牙根不能拔，一拔，旁边的牙就松了

牙根的去留，主要根据牙根是否能发挥作用来决定，医生会根据 X 线片判断牙根的长度是否合适，判断对后期的镶牙是否有帮助。如果牙根存在的意义不大，一般会建议尽早拔除。

牙齿的稳定需要健康牙周组织的支持。牙齿松动，往往是牙周炎造成的。牙与牙周组织的关系，牙好比是树，牙周组织好比是土壤，如果土壤出现问题，树也会受到影响。患了牙周炎，维持牙齿

稳定的组织受到破坏，会出现牙龈出血、牙龈退缩、牙周袋形成，甚至牙槽骨吸收。若不及时治疗，牙周组织的破坏情况缓慢加重，将导致牙齿松动脱落。

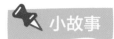 **小故事** **人类为什么容易得龋齿**

龋齿的形成有四个要素，包括细菌、口腔环境、宿主和时间。龋病由口腔中的某些细菌造成。这些微生物和人一样喜欢糖，它们把糖作为能量来源。在细菌消化糖的过程中，会产生酸，但是我们的牙齿不能耐受酸，虽然人类的每颗牙齿都包裹着坚硬的牙釉质，但酸液会不断地腐蚀牙齿使钙质流失，逐渐渗透到牙齿的中间层——牙本质，为细菌腐蚀铺路，如果继续腐蚀，穿透了牙本质，细菌入侵使得牙神经受刺激产生炎症，便会出现疼痛！如果不及时治疗，细菌感染和炎症会向牙齿根尖甚至颌骨进展，牙齿不可挽救，最后只能被拔掉。

古代人类主要的食物虽然是肉类，但也会吃谷物和坚果等，经唾液中酶的分解产生糖类，所以古人也会得龋齿。随着社会的发展，现代人的生活方式发生了重大变化，我们的食物更软，含糖量（如蛋糕、果汁等）更多，使得我们更容易得龋齿。细菌是不可避免的，我们可以通过控制糖的摄入，保持良好的口腔卫生习惯来预防龋齿。

（金建秋）

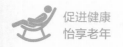

年纪大了竟摘了花镜
——聊聊老年性白内障的"秘密"

"我觉得刚刚的医生说得不对，我现在明明连花镜都不用戴了，怎么说我得了白内障呢？白内障不是应该什么都看不清吗？"70岁的张大爷从社区医院例行体检出来，跟老伴儿李阿姨犯起了嘀咕。

李阿姨想了想刚退休的时候，张大爷的花镜几乎从不离手，看书、看报纸、逛商场看价签都要用花镜辅助，忘了从什么时候开始，张大爷的花镜就放在了家里的一个角落里落起了灰，花镜不用了，最近更是每天都捧着手机乐呵呵地笑，而其他老年人都要戴着花镜才能看清手机屏幕，唯独张大爷好像"返老还童"了一般，根本不用花镜帮助。张大爷为此常跟邻居们炫耀自己眼睛好。难道张大爷真有什么"特异功能"，让眼睛重焕青春了吗？

"你是越看越清楚，真不像白内障。"李阿姨回答道，"要不改天咱们去大医院再瞧瞧吧，心里也踏实。"张大爷点了点头，他心里也想知道是什么神秘的力量让他摘掉了原来依赖的花镜。

一周后，张大爷带着疑问来到了一家大型三甲医院的眼科，眼科医生听完张大爷的描述后做了详细的检查，还让他去验了光，验光师告诉张大爷，他现在双眼都有300度的近视，

146

近视是能看清近处，但看不清远处。本来就满脑子疑问的张大爷更是一头雾水，怎么年轻时从来不近视的他老了以后反而成近视眼了呢？

　　眼科医生告诉张大爷，社区医生的诊断是正确的，张大爷确实得了老年人的常见眼病——老年性白内障。而且张大爷的白内障属于白内障中的"核性白内障"，这种白内障早期的典型表现就是近视力会上升。老年人戴老花镜是因为近视力降低，患了核性白内障后，近视力上升，看近的东西清楚了，老年人就感觉可以摘掉花镜。原来，让张大爷摘掉花镜，让他的眼睛"重焕青春"的"秘密"，竟然是核性老年性白内障。

 小课堂 · · · · · · · · · · · · · ·

1. 什么是老年性白内障

　　老年性白内障指的是老年人晶状体混浊且矫正视力低于 0.5。晶状体是眼内的重要屈光组织，透明的晶状体是光线能聚焦在视网膜并清晰成像的关键。如果把人眼比做一台照相机，那晶状体就是照相机的"镜头"，白内障即晶状体混浊，相当于照相机镜头模糊了。随着年龄的增长，白内障的发病率逐渐升高。白内障是全球致盲的首要病因。

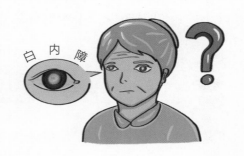

老年性白内障

2. 老年性白内障都有哪些症状

　　老年性白内障可以根据其混浊表现的不同分为皮质性白内障、

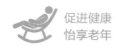
核性白内障和后囊下性白内障三种主要类型。皮质性白内障最常见，大部分人了解的白内障就是它。其主要表现是看远和看近的视力都逐渐地下降，严重时会感觉时时刻刻都在"雾霾天"，一般不伴有眼痛等其他表现。与视力逐渐下降的皮质性白内障不同，核性白内障在早期具有一定的迷惑性，会出现短暂的近距离视力提高现象，如同张大爷看近处清楚了，可以戴度数低的花镜甚至可以摘掉花镜，但与之伴随的是看远处的能力下降，近视或原有近视程度加深，如果久未治疗，无论远近距离的视力都会严重下降。后囊下性白内障会出现比较严重的视力下降，会出现如同被"塑料薄膜"蒙住双眼的模糊感。

3. 手术是治疗老年性白内障唯一有效的治疗手段

虽然现在有很多去除白内障的药品广告，但直至今日仍没有发现能够使混浊的晶状体重回透明的药物。手术摘除白内障并同时植入人工晶体是目前治疗老年性白内障唯一有效的治疗手段。现在最为广泛运用的手术方式是晶状体超声乳化术，这种手术的优点是切口小，组织损伤少，手术时间短，视力恢复快。

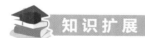 知识扩展

不要等白内障"熟了"再做手术

大爷大妈们常常会互相交流一些从不同渠道获得的"医学知识"，由于缺乏鉴别力，使得很多缺乏科学依据的"知识"广为传播，像"白内障要长'熟了'再做手术"这样的不准确信息，不少老年人都听到过。不少害怕手术的老年人以此为借口，推迟去医院

诊治的时间，导致耽误了最佳手术时机，严重的可能出现难以治疗的白内障眼部并发症。

老年性白内障可以根据其发病时间分为初发期、膨胀期、成熟期、过熟期四个时期。成熟期的白内障对患者视力的影响已十分严重，而过熟期白内障除了影响视力以外，还可能发生其他眼部并发症。当前白内障的治疗原则是，早期用药控制，当晶状体混浊影响视力并导致生活质量和自理能力下降时，就应考虑手术治疗。

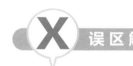

误区解读

1.　老年人视力下降一定是白内障

不少老年人对视力下降不够重视，认为出现视力下降就是白内障，从而忽略了其他眼病的检查。其实，除白内障外，其他眼病如青光眼、老年性黄斑变性等也可以引起类似症状。同时，一些有糖尿病、高血压、高血脂的老年人可能出现糖尿病视网膜病变、高血压性视网膜病变、视网膜静脉阻塞等较危险的眼病。

2.　人工晶体越贵越好

随着时代的发展，人工晶体的制作工艺也日趋进步，从最开始只有一个焦点的单焦点晶体到后来的双焦点人工晶体，直至目前出现的多焦点人工晶体，以及可以矫正散光的散光矫正型人工晶体。一般来说，人工晶体的光学功能越多，如焦点越多，价格就会越高。

虽然价格越贵的人工晶体的光学功能更多，理论上可以满足白内障患者术后既看远又看近的视觉需求，但也有其局限性，这些价格昂贵的人工晶体需要较高的健康水平配套，即只有其他眼部组织

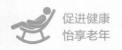
如角膜、虹膜、视网膜等都没有明显病变，才能发挥其功能。另外，这些晶体还可能带来其他麻烦，比如部分特殊设计的人工晶体会影响对其他眼部疾病的诊治，这是比较严重的问题。因此，在和眼科医生讨论选择何种人工晶体时，应该仔细听医生对自己眼睛各项检查数据的分析，综合选择最适合自己眼睛的人工晶体，最合适的才是最好的。

（黄剑锋　陈　彤）

家人说我说话的声音比以前大
——得了老年性聋怎么办

李阿姨今年70多岁了，是个挺开朗的人，爱说爱笑，见了谁都热情地打招呼，但是最近见她总是闷闷不乐，感觉有点儿不爱搭理人。女儿说她在家也是，叫好几次也不搭理，大声点儿她又觉得是在呵斥她，看电视开的声音比原来大好多，家里人觉得有点儿吵，一提醒她又觉得遭嫌弃了。原来与人聊天聊得挺好的，现在朋友们都觉得李阿姨说话要么老打岔，要么答非所问。有一次张阿姨跟李阿姨打电话，问李阿姨："您今儿中午吃的啥呀？"李阿姨回答："笑笑（外孙女）上学还没到家呢！"张阿姨觉得李阿姨这"耳背"有点儿不同寻常，建议李阿姨的女儿带她去医院瞧瞧。李阿姨的女儿说："原本以为年纪大了，耳背是正常的，但是妈妈的性格也变了，变得越来越木讷，经张阿姨一提醒，就赶紧准备去医院。"经医院检查，发现是双侧重度感觉神经性耳聋，医生给配了助听器，佩戴一段时间后，李阿姨恢复了原来的活力，又变回了原来那个爱说爱笑的李阿姨，还跟老朋友们一起约着去跳广场舞呢！

 小课堂 ● ● ● ● ● ● ● ● ● ● ● ● ●

1. 什么是老年性聋

老年性聋，又称年龄相关性耳聋，是随着年龄增长出现的以高频听力下降（指对于频率较高的如虫声、鸟声、电话铃声等声音，听不清或听不到）为首要症状及主要症状的双耳对称性、渐进性听力损失。常伴有耳鸣或颅鸣等症状，以及言语识别率下降（也就是说能听到声音但听不懂）。我国 60 岁以上人群听力障碍的患病率为 8.7%，其中重度和极重度耳聋的患病率为 1.4%。世界卫生组织的相关研究表明，老年性聋是老年人听力致残的原因之首。

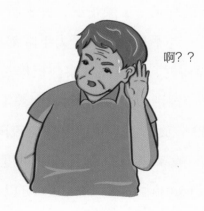

老年性聋

2. 如何自我诊断是否得了老年性聋

这里有几个小"贴士"帮助自我诊断是否有老年性聋。

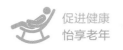

（1）能听见别人说话的声音，但是听不清楚说话的内容，需要让别人放慢速度、重复一下。

（2）家人反馈看电视的声音大。

（3）家人反馈说话的声音比以前大。

（4）家人说总是要叫好几次才能听见。

（5）家人或他人反馈：说话老打岔，答非所问。

如果出现上述症状中的一项或几项，就要考虑自己是不是听力出问题了。同样，发现家中其他老年人有上述的症状，也要重视。

 知识扩展

1. 如何治疗老年性聋

老年人如果发现听力下降，需尽快到耳鼻喉科门诊就诊。在门诊，医生会检查患者的耳道、鼓膜情况，并做听力学检查。最常见的检查就是纯音测听。并不是所有的听力下降都需要处理，当听力下降没有引起交流障碍时，可以先观察。根据 2021 年世界卫生组织听力损失分级标准，当听力下降达到中度聋［35dB ≤ 纯音听阈均值（PTA）< 50dB］及以上，并且出现交流障碍时，就要考虑使用助听装置了。一般来说，中度聋、中重度聋（50dB ≤ PTA < 65dB）和重度聋（65dB ≤ PTA < 80dB）可以考虑验配助听器；如果听力下降达到极重度聋（80dB ≤ PTA < 95dB）或全聋（PTA ≥ 95dB），就需要考虑人工耳蜗植入手术。

2. 如何预防耳聋的发生，以及控制老年性聋的进展

从生活上来说，要养成良好的饮食习惯。老年人要特别注意营

养，多补充锌、铁、钙等。

要保持情绪稳定，老年人的血管弹性较差，情绪激动很容易导致耳内血管痉挛，如果同时伴有高血液黏滞度，则会加剧内耳的缺血缺氧，最终导致听力下降。

老年人要尽量避免长期的噪声刺激，遇到突发性噪声时，要尽快远离，以减少噪声对双耳的冲击和伤害。

尽量戒烟戒酒，尼古丁和酒精会直接损伤听神经，长期大量吸烟、饮酒还会导致心脑血管疾病的发生，致内耳供血不足进而影响听力。

加强体育锻炼，体育活动能够促进全身血液循环，内耳的血液供应也会随之得到改善。

锻炼项目可以根据具体的身体状况来选择，散步、慢跑、打太极拳等都可以，但一定要坚持。如果有高血压、高血脂、糖尿病等慢性病，要积极控制。

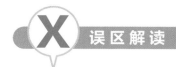 误区解读

1. 助听器会让人越戴越聋

有些老年性聋患者就诊时听力下降已经到达需要配助听器的程度了，但是很多患者拒绝验配，一方面有经济上的原因，另一方面是患者觉得助听器戴上就摘不下来了，越戴越聋。那助听器到底会不会越戴越聋呢？如果是经过严格的听力测试、在正规助听器验配场所，由专业的验配师调试验配的助听器，是不会有这种情况的。如果助听器质量不达标，验配流程不合适，是有可能造成听力进一

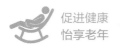

步下降的。

2. 老年性聋和痴呆没关系

老年性聋不会直接引起痴呆，但会间接增加痴呆发生的风险。调查发现，因对声音的感知力下降，会使老年人的大脑发生改变，让老年人变得迟钝，智力下降。除此以外，老年性聋还会引发一系列日常交流和社交障碍，造成老年人社会融入减少，进一步导致老年人认知功能减退。若老年人还患有一般基础性疾病，如心脑血管疾患，将加剧这一过程。

3. 人工耳蜗手术有很大风险

人工耳蜗植入手术是目前改善极重度耳聋的唯一有效的方式，术后可以很好地改善极重度感音神经性耳聋患者的听力。目前，人工耳蜗植入手术在国内已开展 20 余年，技术成熟。使用助听器效果不好的耳聋患者，可以咨询耳科医生，排除手术禁忌可进行人工耳蜗植入手术。

（刘旭晖　黄魏宁）

答案：1.A；2.C；3.√

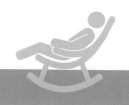

健康知识小擂台

单选题:

1. 以下**非**老年人共病的危害的是(　　)

    A. 老年人共病可导致老年人躯体功能及生活质量下降，但住院率及死亡风险无影响

    B. 老年人的病情更加复杂，易出现矛盾治疗

    C. 造成医疗支出费用明显增加

    D. 服用药物种类及数量增多，易造成多重用药

2. 在老年人自我防护方面，**不**是预防跌倒的做法是(　　)

    A. 科学适度锻炼　　　　B. 正确服药

    C. 紧身衣，高跟鞋　　　D. 心态健康乐观

判断题:

3. 失眠可能会导致疲劳、注意力下降、情绪不稳定和社交学习能力下降。(　　)

老年人要警惕老年综合征自测题

（答案见上页）

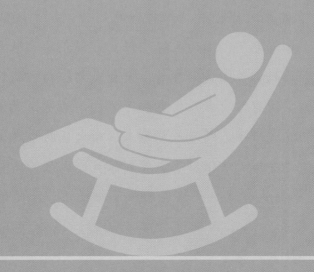

关爱老年人
神经精神健康

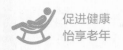

老年人常见的神经精神疾病有脑卒中、帕金森病、痴呆、抑郁、焦虑等，这些疾病都是老年失能失智的重要原因。

《健康中国行动（2019—2030年）》中老年健康促进行动有两项结果性指标，到2030年，一是65～74岁老年人失能的发生率要有所下降；二是65岁及以上人群老年期痴呆患病率增速下降。希望通过本部分内容的学习，老年人能掌握正确的健康知识，改善心理健康状况，掌握自我保健和促进健康的基本技能，树立自己是健康的第一责任人的理念，不断提高老年人的健康水平和幸福感。

我国居民健康的"头号杀手"
——脑卒中

（一）脑血管检查正常就不会患脑血管病了吗
——脑卒中的基本知识

65岁的李大妈平时待人特别的热情，与亲戚朋友的关系特别好。春节期间，因为人缘儿好，来拜年的人很多，无论谁来了，李大妈都备上美酒佳肴，大鱼大肉。初四的晚上，她突然觉得右半边身体有点儿发麻和乏力，以为是白天累的，想着躺下睡一觉就好了。结果一觉醒来，李大妈就口眼歪斜、言语不利、半边身体无法活动了。赶到医院，医生的回答让人追悔莫及："来得太晚了，很可能发生了脑梗死，又称缺血性脑卒中，如果早点儿来医院进行溶栓治疗，或许情况就会好得多。"那什么是脑卒中呢？

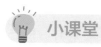

小课堂

1. 什么是脑卒中

脑卒中，俗称"中风"，是由于脑部血管突然破裂或因血管阻塞造成血液循环障碍而引起脑组织损伤的一组疾病。脑卒中包括出血性脑卒中和缺血性脑卒中。脑梗死（即缺血性脑卒中）占全部脑卒中的 60% ~ 80%。

2. 脑卒中是什么原因引起的

脑卒中最常见的病因是血管壁病变，包括动脉粥样硬化、高血压性动脉硬化、动脉炎、先天性血管病。而这些病因中，动脉粥样硬化性脑血管病最常见，脑动脉粥样硬化形成就可导致脑卒中的发生。其他病因还包括心脏病和血流动力学改变，血液成分和血液流变学改变及其他因素。有家族史的人群更应关注脑卒中的危险因素，及早发现，积极控制，降低脑卒中的发病风险。

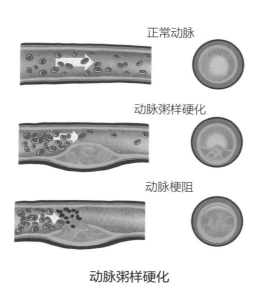

正常动脉

动脉粥样硬化

动脉梗阻

动脉粥样硬化

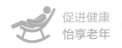
3. 脑卒中的症状表现有哪些

脑卒中患者常常表现为言语不清、口眼歪斜、肢体无力、肢体麻木、走路不稳、剧烈头痛、意识障碍等。

4. 脑卒中的前兆症状是什么

短暂性脑缺血发作（最常见的症状是眩晕、恶心、呕吐等）是脑梗死的前兆，意味着在不久的将来，脑梗死发生的概率较高。短暂性脑缺血发作，俗称"小中风"，是由于各种原因所致的突发性局灶性神经（脑、脊髓或视网膜）功能障碍，不伴有急性梗死，是局部脑组织血氧供应暂时中断时出现的一系列症状。与脑卒中不同的是，通常会自行缓解，不遗留后遗症，症状反复发作，大部分患者每次发作症状相似。这种情况下不能心存侥幸，必须立刻前往医院就诊，接受正规的治疗。

 知识扩展 ///////

脑卒中患者还可以恢复正常吗

脑组织对缺血缺氧损害非常敏感，阻断血流 30 秒脑代谢即会发生改变，1 分钟左右神经元活动停止，脑动脉血流中断持续 5 分钟，神经细胞就会发生不可逆性损害，出现梗死。所以一旦发生脑卒中，患者往往会有后遗症。有些缺血性脑卒中的患者及时就诊及治疗，使脑血流恢复，避免了梗死部位周围脑组织的坏死，神经细胞可能会恢复正常，因此发病后及时就医很重要。

误区解读

1. 预防脑卒中的药物间断着吃，可减少药物不良反应

预防脑卒中复发的关键在于选择正确的药物并坚持长期服用，吃一段停一段，是起不到预防作用的。最经典的药物是阿司匹林，还有氯吡格雷、西洛他唑、替格瑞洛等，都需要长期规律服用。然而，部分患者担心潜在的出血风险，不敢坚持吃。目前，阿司匹林预防缺血性脑卒中的疗效及安全性已被证实，国内外专家一致推荐阿司匹林为预防缺血性脑卒中的一线药物，虽然存在出血风险，但总体来讲利大于弊，患者获益远大于出血的风险，不必过于担心。如果实在担心，可请医生进行评估。预防脑卒中复发的药物治疗提倡"双有效"，即有效药物、有效剂量，药物吃吃停停是不能预防脑卒中复发的。

2. 脑血管检查正常，就不会患脑血管病了

脑血管检查正常，并不意味着不会患脑血管病。在脑血管病中，血管因素只是原因之一。对于部分缺血性脑卒中患者，病因其实来自心脏。心房颤动、心脏瓣膜病、感染性心内膜炎、卵圆孔未闭等心脏疾病，会导致血栓或赘生物，血栓等脱落后沿血管流动就可能造成脑栓塞；还有部分患者患病是因为恶性肿瘤、血液系统疾病所造成的高凝状态。所以脑血管筛查正常，并不意味着不会患脑血管病。

（李　新　夏晓爽）

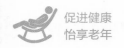

（二）输液可以预防脑卒中吗
——输液不靠谱，预防有规范

    李叔叔今年 70 多岁了，2 年前在社区体检发现血压高，就找来老伴儿平时吃的降压药吃上了。平时李叔叔吃饭口味重，总觉得家里做的菜淡，自己还得再单独加点儿盐。儿女知道李叔叔血压高就劝他少吃盐，去医院看看病，他总是振振有词："不吃盐人哪有劲儿，我每天都吃着降压药呢，而且坚持锻炼，还不吃肉了，血压肯定没问题了，我也没觉得头痛头晕，不用去医院！"李叔叔每天早晨 5 点起来就去公园里锻炼，先跑步一个小时，再打一套太极拳，风雨无阻。今年冬天刚下了第一场雪，李叔叔不顾老伴儿的劝阻如往常一样 5 点多出门锻炼。早上 7 点多，李叔叔的老伴儿刚起床就接到了警察的电话，原来李叔叔在公园里突然一侧身体动不了，倒在地上，话也说不清楚了，被公园扫雪的工作人员发现，送到了医院。李叔叔的老伴儿和儿子急忙赶到医院，医生介绍经检查考虑李叔叔得了脑梗死，也就是缺血性脑卒中，幸好发病在溶栓的时间窗内，可以溶栓治疗。李叔叔经过溶栓治疗，症状明显改善，目前生活基本可以自理了。李叔叔坚持吃降压药，又注意锻炼，为什么还会得脑卒中呢？

 小课堂 ●●●●●●●●●●●●●●●●

1. **脑卒中的危险因素包括哪些，可以预防吗**

    脑卒中的危险因素包括不可干预、可干预的危险因素。不可干预的危险因素包括年龄、性别、家族史等。可干预的危险因素包括高血压、吸烟、糖尿病、心房颤动及其他心脏病、高脂血症、无症状颈动脉狭窄、肥胖、体力活动少、过度饮酒、高同型半胱氨酸血症、高凝状态、激素替代治疗等。干预上述危险因素是我们脑卒中预防的重点。

2. 如何通过改变生活方式预防脑卒中的发生

吸烟可使缺血性脑卒中的风险增加近1倍，戒烟可使脑卒中和其他心血管事件的发生风险迅速降低。大量饮酒可导致高血压、高凝状态，减少脑血流量以及增加房颤风险，饮酒应适度，不可酗酒。运动方面宜选择适合自己的体力活动。

3. 如何从饮食上预防脑卒中的发生

水果和蔬菜的摄入可降低脑卒中的风险。每日饮食种类应多样化，使能量和营养的摄入趋于合理；采用包括水果、蔬菜和低脂奶制品在内的总脂肪和饱和脂肪含量较低的均衡食谱。营养均衡方面，膳食结构与数量可参考"十个网球"原则，每天不超过一个网球大小的肉类，相当于两个网球大小的主食，保证三个网球大小的水果，不少于四个网球大小的蔬菜。

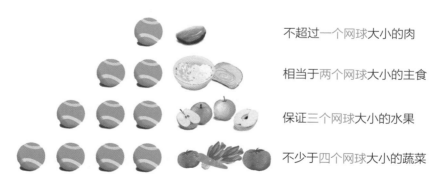

不超过一个网球大小的肉

相当于两个网球大小的主食

保证三个网球大小的水果

不少于四个网球大小的蔬菜

预防脑卒中的饮食原则——"十个网球"

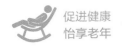
4. 预防脑卒中应注意哪些诱发因素

除上述的危险因素外，可能诱发脑卒中的因素还包括情绪激动、精神紧张、气候的突然变化、生活不规律，以及各种原因造成的血压骤升、骤降等。

脑血管病患者，要学会自我控制情绪。老年人冬季每天锻炼不应太早，应选择阳光充足、天气暖和的上午 10 点至下午 3 点进行户外锻炼。夏季高温时，应注意降温防暑。建议老年人避免过度劳累，有规律地生活起居，规律服药。另外，用力过猛、体位突然变化也是脑卒中的诱发因素，应该引起重视。

知识扩展

1. 高同型半胱氨酸血症会增加脑卒中的风险吗

血浆同型半胱氨酸水平的升高与动脉粥样硬化性疾病存在联系，可使脑卒中的危险性增加 2 ~ 3 倍。普通人群（非妊娠、非哺乳期）应通过食用蔬菜、水果、豆类、肉类、鱼类和强化谷类，满足每日叶酸（400 微克 / 天）、维生素 B_6（1.7 毫克 / 天）和维生素 B_{12}（2.4 微克 / 天）的推荐摄入量，可能有助于降低脑卒中发生的风险。高同型半胱氨酸血症且既往有心血管病或糖尿病病史的患者，采用叶酸联合维生素 B_6、维生素 B_{12} 治疗，可能有助于降低血浆同型半胱氨酸水平。高血压伴有高同型半胱氨酸血症的患者，在治疗高血压的同时加用叶酸可能会减少首次脑卒中发生的风险。

2. 发现颈动脉斑块或狭窄怎么办

颈动脉内膜增厚或颈动脉斑块形成，提示全身动脉粥样硬化形成。颈动脉斑块有点类似厨房下水道中积存的油污，时间久了会导致下水道堵塞。不稳定的斑块，也就是在血管壁上不牢固容易脱落的斑块，容易导致脑栓塞事件。斑块进行性扩大，可引起动脉严重狭窄或闭塞，还可以导致脑灌注下降。

颈动脉斑块一旦形成，很难消退，干预的目的是阻止或延缓斑块的进展，使不稳定斑块转化为稳定的斑块。无症状颈动脉狭窄患者可以在医生的指导下服用他汀类药物和／或阿司匹林，并筛查其他可治疗的脑卒中危险因素，进行合理的治疗，并改变不健康的生活方式。对于存在高血压的无症状颅外颈动脉或椎动脉粥样硬化患者，推荐进行抗高血压治疗以维持血压低于 140/90mmHg。颈动脉狭窄超过 70% 的患者可考虑手术治疗。

3. 脑卒中患者需要定期复查吗

脑卒中患者要定期复查，一般情况下出院后至少 1 个月、3 个月、6 个月、9 个月、1 年在门诊定期复查，或根据医生的要求进行复诊。医生首先评估患者危险因素的严重程度，即进行危险分层（属于高危、中危还是低危）。危险程度不同，血压、血糖、血脂要达到的预期目标值也各不相同。同时，医生还会根据患者的生活方式、饮食习惯，以及血压、血糖的改变及时调整治疗方案。

 误区解读

1. 高血压患者只要坚持吃降压药就肯定不会得脑卒中

高血压的治疗通常是"终身"的，不仅要坚持用药，而且要监测血压，关注血压是否达标，尤其换季或者气温变化较大时应加强

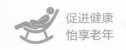
血压的监测，甚至需要在一天中的不同时段多次测量血压。即使服药，若血压不稳定，也有卒中风险。当发现血压不稳定时，要及时就医，无论是换药、加药、减药还是停药，都需要在医生的指导下进行，不能自作主张。调整治疗方案，要防止血压波动过大，而且降压不宜过快过低，以避免加重脑血流灌注不足。

2. 脑卒中患者不用长期吃药，一年输两次液就可以预防脑卒中复发

目前，国内输液药物通常是中药提取剂，主要目的在于改善血液流变学，改善血液循环。个别药物有轻微抗血小板聚集的作用，但作用非常有限。这类药物对改善脑供血有一定作用，患者的症状可能会减轻，但不能起到有效预防脑卒中复发的作用，还可能引起心力衰竭、肝肾功能损害、过敏等不良反应。

（李　新　夏晓爽）

（三）脑有病，"根"在心
——关于心源性脑栓塞

张爷爷今年81岁，身体硬朗，自年轻时起就喜欢每天独自饮一小杯白酒，但从不过量。至今没有高血压、糖尿病等慢性疾病，退休后发现身边不少老年人在吃阿司匹林预防血栓，自己也一直每天吃着阿司匹林。他日常生活全部自理，做饭、洗衣、外出买菜，样样得心应手。有一天，张爷爷和家人在饭馆聚会时，夹菜的右手突然不受控制落在餐盘上，眼睛凝视上方，不能说话，身体向邻座的老伴儿倾倒。张爷爷被迅速送到

医院救治，由于治疗及时，没多久张爷爷康复出院，医生告诉家人，张爷爷这次得的是脑栓塞，属于缺血性脑卒中的一种，但脑血管并没有病变，病的根源在心脏。这是怎么回事儿呢？

 小课堂

1. 什么是心源性脑栓塞

脑栓塞是指各种栓子（血栓、脂肪、空气、癌细胞等）脱落后随着循环进入脑血管，使脑血管急性堵塞，导致脑组织坏死，患者迅速出现无力、感觉异常、口齿不清等神经功能损害表现的一种疾病。脑血管中的栓子主要有三种来源：心脏、其他器官和不明来源。心脏来源的栓子导致的脑栓塞就称为心源性脑栓塞，平常医生说的脑栓塞主要就是指心源性脑栓塞，约占全部脑梗死的 20%。心房颤动、心力衰竭、急性冠脉综合征、卵圆孔未闭、风湿性心脏病、人工心脏瓣膜、感染性心内膜炎、扩张型心肌病、心脏黏液瘤等都可导致脑栓塞。心源性脑栓塞患者的病情通常比较严重，具有较高的复发和死亡的风险。

2. 如何诊断心源性脑栓塞

心源性脑栓塞的诊断是医生根据患者的表现和所做的检查结合起来分析后最终确定的。最重要的诊断依据有四个。第一，患者的异常表现，如数秒或数分钟即可出现手脚无力、麻木、口齿不清等，这些表现多在活动中急性出现。第二，通过医院脑 CT 或者核磁检查有异常发现。第三，对心脏进行心电图或超声检查发现心脏疾病。第四，脑血管检查有特征性改变。心源性脑栓塞的诊断需要到医院由医生进行细致检查，对脑部血管疾病进行排除，并查找到相应心脏疾病后方能确定。

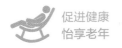
3. 老年人怎样预防心源性脑栓塞

在导致脑栓塞的心脏疾病中，最常见的是心房颤动，也就是我们常说的房颤，约占心源性脑栓塞病因的 4/5。心脏疾病导致的脑栓塞在老年人群中较常见，特别是 80 岁以上的高龄老年人中更常见，因此老年人要重视心源性脑栓塞的防治。

首先老年人需要重视对心脏疾病的管理。在 60 岁以上的老年人中，特别是 80 岁以上的老年人每年至少应进行一次心电图检查，必要时进行心脏超声检查，以早期识别并确定可导致脑栓塞的心脏疾病。目前，国内已开始重视对心源性脑栓塞的预防，部分医院已开设房颤专病门诊和卒中专病门诊，对心源性脑栓塞的高风险人群进行评估和管理，老年人如患有心脏疾病，应到正规的专病门诊进行就诊。医生通常会根据国际通用的评估量表，对每个房颤患者进行评分，如评定分值达到了高危界限，通常建议患者长期吃抗血栓药物（也称为抗凝药物）预防脑栓塞。

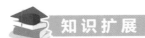 **知识扩展**

一旦发生心源性脑栓塞，要尽快到医院进行规范化治疗

老年人如果长期患有心脏疾病，且经过评分是脑栓塞的高风险者，一旦在活动中突然出现手脚无力、麻木、口齿不清、口角歪斜等，就有可能发生了心源性脑栓塞。症状出现后一定要尽快送到医院，因为"时间就是大脑"，对于大部分血栓引起的脑栓塞，一般在 4.5 小时内进行规范溶栓治疗，多数能获得较好的疗效，可以减少残障的发生。

误区解读

1. 吃阿司匹林就能避免脑栓塞

老年房颤患者只吃阿司匹林并不能有效地预防脑栓塞的发生。抗凝药物（如华法林、利伐沙班、达比加群等）可以发挥较好的疗效，这时候老年房颤患者可在医生评估下吃抗凝药物来预防脑栓塞。

2. 老年人年龄大，吃抗凝药容易出血，不能吃

老年人由于机体功能逐渐衰退，药物的代谢速度变慢，容易出现药物蓄积，吃抗凝药物后出现出血的情况较中青年人多见，因此一些老年人因害怕出血拒绝吃抗凝药，结果导致脑栓塞风险增加。老年人在吃抗凝药前，可先进行肝脏、肾脏及凝血功能化验，然后找专科医生进行出血风险评估，如果没有出血风险，应该坚持长期吃抗凝药，平时注意有无身体各部位出血征象即可。如果经过评估后为高出血风险者，也并不是不能吃抗凝药，这时候医生会根据具体的情况调整抗凝药物的剂量，让患者继续吃药并观察。

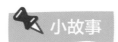 小故事　华法林的"发现之旅"

华法林作为全世界使用最多的口服抗凝药物，其发现过程既充满着偶然，又包含着科学家们努力的必然。

20 世纪 20 年代的美洲，许多牧民发现牲畜进食发霉的苜蓿后发生了出血的情况。这种现象引起了加拿大兽医弗兰克·斯科菲尔德（Frank Schofield）的兴趣，1924 年他对此进行了调查，推测发

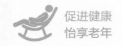

霉的牧草与牲畜的出血有关。为找出最终原因，化学家卡尔·保罗·林克（Karl Paul Link）开始对发霉的苜蓿进行研究，1941年他发现了甜苜蓿中含有的天然香豆素，在真菌（发霉）的作用下会被氧化为双香豆素，干扰凝血因子的功能，引起出血。然而，双香豆素这种物质最初并没有被当作药品使用，而是做成了老鼠药。之后，林克对双香豆素结构进行改造，于1948年得到了一种更强效的老鼠药，即华法林。1951年，一名北美士兵使用华法林鼠药企图自杀，但是经过维生素K治疗后最终得以康复，随即出现了华法林在人体进行抗凝治疗的研究。1954年，华法林被正式批准用于人体。从此，血栓性疾病的抗凝治疗也开启了一个新的历史篇章。

（苗海军）

（四）与时间抢大脑
——急性脑卒中的处置

　　王大爷是一位开朗、热爱运动的市民，自认为身体不错，没什么大病，说话中气足，记性好，大家都说根本看不出他的真实年龄。没想到，他2020年秋季遇到了生死时刻，得到及时救治才捡回一条命。王大爷记得非常清楚，11月某天下午5—6点的样子，突然感觉有点儿头晕，看东西模糊。跟老伴儿说要去睡一会儿。刚躺下去没几分钟，就恶心要呕吐，老伴儿连忙把一个脸盆递给他，吐出来之后，人并没有好过多少。这种感觉，和以前得过的耳石症完全不一样。因为平时了解一些脑卒中方面的知识，他感觉大事不好，决定马上去家附近的三甲医院就诊，此时整个人已东倒西歪，脚软。于是拨打了"120"急救电话。到医院急诊时，已经有点儿意识不清了。事后老伴儿告诉他："值班医生伸出一个手指叫你看，你说是二。医生一看说不行，马上要做一个脑CT。"脑CT结果排除脑出血，考虑缺血性脑卒中。医生一边给做检查，一边通知抢救小组的医生，让他们马上准备静脉溶栓。在发病不到2小时的时间内就进行了溶栓治疗。溶栓治疗后，王大爷的头脑渐渐清醒了，之后又住院进行了后续的治疗，到出院时基本恢复了。

 小课堂 • • • • • • • • • •

1. 什么是脑卒中

前面我们已经知道了脑卒中的定义，除此之外我们还要知道脑卒中的分类。脑卒中分为缺血性脑卒中和出血性脑卒中，对应俗话说的血管"堵塞"和"破裂"。

（1）缺血性脑卒中：包括脑梗死（也就是我们通常说的脑血栓）、脑栓塞和腔隙性脑梗死。局部脑血流供应障碍造成局部脑细胞坏死，从而引起突发的局部性神经功能障碍。微观上说就是脑细胞由于得不到血液中的氧气和营养物质而出现死亡。

（2）出血性脑卒中：包括脑出血和蛛网膜下腔出血，是由于脑组织中的动脉破裂，血液进入脑内或者脑周围间隙（蛛网膜下腔）中，压迫周围脑组织，导致其缺血坏死而出现一系列神经系统症状。

对于缺血性和出血性脑卒中有个通俗的比喻，好比说血管就像灌溉田地的"水管"，若"水管"堵住了，地里"庄稼"因得不到

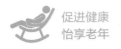

灌溉就会干旱而死，这就相当于缺血性脑卒中；若是"水管"破裂呢，水都流到田地之间而没有进入到庄稼周围，也同样会导致庄稼干涸而死，这就相当于出血性脑卒中。

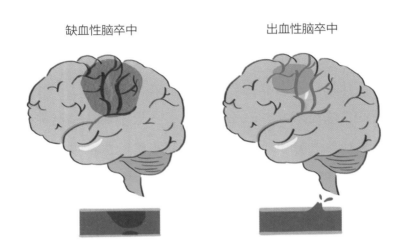

缺血性脑卒中与出血性脑卒中

2. 脑卒中的临床表现

突然发病，走路出现歪斜，口角歪斜，口齿不清，偏侧肢体麻木无力，甚至自述有视物不清和头痛头晕等，往往提示可能有急性脑卒中。

急性脑卒中的发病时间通常非常短，而且往往第一时间不在医院或者身边并无医务人员。这个时候就需要我们在短时间内做出正确及时的判断和处置。

由中国卒中学会提出的"BE FAST"口诀，是英文单词"快速"的意思，也概括了医生快速识别脑卒中的诀窍。其中 B（balance，平衡），我们要观察患者行走时是否平衡和出现歪斜，走路是否不在一条直线上；E（eyes，眼），我们询问患者眼睛看东西是否还清楚，有无出现视物不清或者重影；F（face，面部），我们仔细观察患者面部有无歪斜，尤其是口角有没有向一侧倾斜，甚至出现流口水等情况；A（arms，手臂），我们让患者双臂平举，观察两边胳膊的上抬力量是否均衡，有没有一侧的无力垂落；S（speech，言语），我们需要仔细观察患者有没有说话口齿不清、言语含糊、甚至词不达意和逻辑混乱；T（time，时间），假如出现上述一个或一个以上症状，提示卒中，此时我们要争分夺秒，在第一时间赶到医院。根据患者病情的紧急情况、严重的程度、距离医院的远近选择最快的就医方式，而拨打"120"急救电话是最规范、最专业、最及时的急救方式。

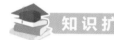 知识扩展

急性脑卒中的院前处置

当发生急性脑卒中时，情况紧急，需要家属和陪同人员等非专业人士在短时间内做出尽可能正确、快速且有效的专业举措，难度较大。所以我们需要牢记什么可以做，什么是绝对不能做的！

（1）首先将患者侧卧，千万不要仰卧，更不要来回摇晃和搬动患者，避免头部的运动。当然也可将患者头部略抬高，但不能过高，不能垫枕头，否则可能让病患颈部弯曲，造成呼吸困难。当口腔内有较多分泌物或呕吐物时，还需要将头偏向一侧，解开衣领，清理口腔；也可以叩拍背部，有利于排出口腔内及气管内分泌物和呕吐物。

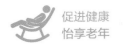
（2）第一时间拨打"120"急救电话，送医院急救。拨打"120"急救电话时，应言语简洁地说明患者发病的时间、地点；必要时可下楼接车，引导医护人员上楼；同时着手准备就医资料。对意识还清醒的患者，言语安慰，缓解紧张情绪，尤其不要悲哭或大声呼唤，这样会造成患者的心理压力增大，卒中病情可能会加重。

（3）在没有医生明确诊断之前，切勿擅自给患者服用任何药物和食物，以及水。切记是任何药物和食物，以及水。

（4）有条件者可以吸吸氧，做一些简单检查如测血压和脉搏，并轻声呼唤患者，判断患者是否意识清醒，是否有表达不清、言语不利；若是患者意识昏迷，即刻用手电筒等光源观察双侧瞳孔是否等大等圆和是否有光反射。

（5）切记送医过程中不能没有章法地背、抬和拉拽患者。尽量保证送医途中患者平稳，避免颠簸，以免加重病情。

我们要明白，针对缺血性脑卒中，发病时间窗很重要。因为急诊医生参考的就是我们告诉的发病时间。假如发病在 4.5 小时内并符合其他一些条件，首先要考虑静脉溶栓，急性大动脉闭塞性卒中符合条件的，还可以考虑动脉取栓。这能够有效地挽救尚未坏死的脑组织，有效降低致残率和死亡率和减少卒中后遗症。此外，患者家属签字时尽量配合医生，不要拖延时间。

 误区解读

脑卒中离我很遥远

很多人觉得脑卒中离自己很遥远，其实，也并不遥远。每个人都要警惕此病，脑卒中的特点：一是发病比较急，有的人上午还在打麻将，下午就脑梗死了；二是后果很严重，我们的一位邻居是位老先生，晚上突发脑梗，想等第二天早上再去医院，结果一早就过世了。这个病又急又危险，有些人即使抢救过来，也会留后遗症。

（胡　松　毛拥军）

（五）康复不就是按摩，可以回家自己做吗
——关于脑卒中康复

严大叔退休之后，觉得要享受生活了，每天大鱼大肉，血脂、血压不知不觉已高出正常不少，最后导致脑出血，也就是人们常说的"脑卒中"或"中风"。严大叔被紧急送到当地医院进行救治，还好出血量不大，只有 10 毫升，经过神经内科的保守治疗，病情迅速得到控制。两周后，严大叔的病情已完全平稳了。神经内科的张医生对严大叔说："您现在各项指标基本正常，但右边肢体力量很弱，还不能走路，可以转康复科进行康复治疗了。"严大叔对医生说："康复不就是按摩嘛！可以回家自己做，我让我老伴儿每天帮我按摩就行。"张医生说："康复可不是简单的按摩，这可是一门高深的学问……"

脑卒中康复

 小课堂

1. 什么是康复

康复是指采用各种康复治疗手段，恢复康复对象（病、伤、残

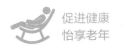
者等）受损伤的身心及社会功能，使其能达到或保持在最佳水平，增强其生活自理能力，提高生存质量，重返社会。康复治疗包括：物理治疗、作业治疗、言语治疗、康复工程、中医治疗、文体治疗、心理治疗、康复护理等。研究发现，在发生脑卒中后存活的患者中，积极进行康复治疗，可使 90% 的患者实现重新步行和生活自理，30% 的患者从事较轻的工作。

2. 脑卒中患者病情稳定后康复治疗越早越好

国外有研究显示，脑卒中患者病情稳定后开始康复得越早，功能恢复越好。国内有研究提示，在脑卒中后 2 周内开始康复训练，可以获得较好的康复效果。对于偏瘫患者的康复治疗，根据我国的国情和地方实际情况，患病 3 个月内开始康复治疗，恢复的可能性最大；半年后进入平台期后恢复缓慢，恢复的可能性逐渐变小；1 年以后恢复较困难，但接受康复治疗仍然对功能恢复有好处。要注意，康复训练不仅要早，还要科学；过晚或不科学的治疗将会造成废用和误用，延误患者康复的机会，甚至造成不良后果。我们提倡早期科学的康复治疗，让患者最大限度地获益。

3. 需要患者主动参与，需要家属积极配合

脑卒中患者因为有功能障碍，完成一些日常行为活动存在一定困难，此时患者会拒绝活动，或对家属产生依赖心理。患病后，家属会主动替患者做他可以做的一切事情，如给本可自己吃饭的患者喂饭、不让患者自己拿东西或让可自己活动的患者严格卧床休息等。无论是因自身不愿动或是家属照顾太好，都会使患者活动太少，而这是脑卒中患者康复的大忌。肢体瘫痪后需要患者的主动参与，若患者活动太少，不仅会造成骨质疏松、肌肉萎缩、体能下降

等，更重要的是错失功能康复的良机，使肢体功能不能恢复到最好的状态。

 知识扩展

脑卒中康复手段因人而异

脑卒中后根据 Brunnstrom 分期（Ⅰ迟缓期、Ⅱ痉挛期、Ⅲ联带运动期、Ⅳ部分分离运动期、Ⅴ完全分离运动期、Ⅵ正常）结果有以下几种康复手段。

Ⅰ～Ⅱ期：时间为发病后1～3周，康复目标及方法包括通过被动活动和主动参与，促进偏瘫肢体肌张力的恢复和主动活动的出现，以及肢体正确的摆放和体位的转换（翻身），预防肩关节半脱位、肩手综合征，预防肺部及泌尿系统感染，预防患者痉挛模式的发生等。

Ⅲ期：康复治疗主要抑制痉挛、促进身体控制，核心肌力恢复，加强偏瘫侧肢体的主动活动并与日常生活相结合，避免异常运动模式。

Ⅳ期：加强协调性和选择性，随意运动为主，结合日常生活活动，进行上肢和下肢实用功能的强化训练，同时注意抑制异常的肌张力。

Ⅴ期：重点改善运动控制能力，促进精细运动，提高速度和实用性步行能力，掌握日常生活活动技能，提高生活质量。

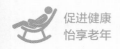
促进健康
怡享老年

误区解读

1. 不用做康复治疗，打针吃药就能治好偏瘫

有些人认为治疗脑卒中后的偏瘫、不会说话、不能吃饭等最好的办法就是打针吃药。其实，这是误解。由于我国康复医学发展相对缓慢，大部分地区没有社区康复中心，有些医院没有康复科，使得群众对康复治疗认识不够，没有形成正确的康复理念，造成了脑卒中后不去做康复的情况，其结果就是疗效不佳，落下终身残疾。

2. 下地走路越早，恢复就越快越好

偏瘫患者如未经合理的训练而急于开始步行练习，会出现典型的偏瘫步态。人们常见的偏瘫患者所特有的"划圈"步态，就是典型的误用综合征表现。

（杜科涛　张鸣生）

慢、硬、抖、摔，我该怎么办
——帕金森病的诊治

王先生，71岁，是一名高级汽车工程师。退休后依然坚守在工作岗位上，给研究生授课。一天，正在上课的王先生发现，握着激光笔的右手不自觉地抖了起来。随后，手抖的情况愈发严重，影响到了吃饭，饭菜想放到嘴里，却撒在了嘴边；想端起盛汤的碗，手却突然无力，碗摔碎在了地上。王先生去了医

帕金森病的诊治

院，被诊断为"帕金森病"。确诊后，王先生最关心的是他还有办法正常生活吗？

 小课堂

1. 什么是帕金森病

帕金森病（PD）是一种好发于中老年人的神经系统慢性退行性疾病，是大脑退化的表现，发病率和患病率随年龄增长而增加，65 岁以上老年人群患病率为 1% ~ 2%、85 岁以上为 3% ~ 5%。

2. 为什么会得帕金森病

经过科学家们长期研究发现，人的大脑深处有一群被称为多巴胺神经元的"小家伙"，它们的任务是分泌释放多巴胺。多巴胺就像个"邮递员"，主要负责在其他的神经元之间传递信号，控制和协调人体的各种动作，比如走路、拿东西、说话等。

而帕金森病患者因为老化、遗传和环境暴露等多方面的原因，多巴胺神经元变少，分泌的多巴胺因此减少，导致信号传递不足，其他的神经元就没法正常地接收信号，大脑发出的命令无法正常地传递下去，出现了一系列运动相关的异常。

3. 帕金森病有哪些症状

帕金森病的典型表现包括：运动症状和非运动症状。运动症状有四大核心包括：慢（运动迟缓），硬（肌强直），抖（静止性震颤），摔（姿势步态障碍）。人们通常认为"抖"是帕金森病最常见的表现，但实际上"慢"才是帕金森病必须具备的确诊条件。如果患者来就诊，除了"慢"还合并"硬"或者"抖"，就要考虑可能是患帕金森病了。帕金森病的非运动症状主要包括：睡眠障碍、

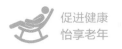

精神情绪异常、体位性低血压、认知功能障碍、嗅觉异常等。

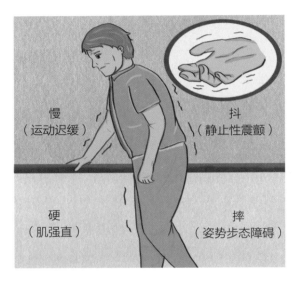

慢
（运动迟缓）

抖
（静止性震颤）

硬
（肌强直）

摔
（姿势步态障碍）

帕金森病患者的典型表现

4. 帕金森病的治疗原则

对于帕金森病，提倡早诊断、早治疗，不仅可以更好地改善症状，而且可能达到延缓疾病进展的作用。帕金森病作为经典的慢性疾病，治疗的原则既要立足当前，也要长远管理，以达到长期获益。

诊断为帕金森病以后，就要开始服药，并且坚持终身用药。早期帕金森病运动症状的治疗，最有效的药物为复方左旋多巴制剂，除此之外，还包括多巴胺受体激动剂、单胺氧化酶抑制剂、儿茶酚 -O- 甲基转移酶抑制剂、抗胆碱能药和金刚烷胺等。就诊后，医生会根据患者的症状、对药物的反应、症状改善及疗效减退的规律做出合理的调整，以达到有效控制运动症状的同时，减少及避免运动并发症的发生。

随着疾病的进展，除了药物，还可以通过手术治疗。手术方法主要包括脑深部核团毁损术和脑深部核团电刺激术，脑深部核团电刺激术因其相对微创、安全及可调控性，已成为近年来手术治疗的主要选择。

除了药物和手术以外，运动与康复治疗、心理干预与照料护理也是非常重要的，适用于帕金森病的治疗全程。

 知识扩展

1. 帕金森病前驱期有哪些症状

帕金森病提倡早期诊断、早期治疗，从患者出现第一个帕金森病非运动症状到符合临床诊断标准之间的前驱期，可长达 20 年。那么在出现什么症状时，我们需要警惕可能是帕金森病前驱期呢？当出现做噩梦，在睡眠中因梦境内容而出现大喊大叫、大幅度肢体活动时，需要警惕快速眼动睡眠期行为障碍，该症状的出现，高度提示已进入帕金森病前驱期。除此之外，还有日间嗜睡、嗅觉减退、便秘等，出现这些症状，需要及时就诊。

2. 帕金森病要重视康复和运动疗法

康复和运动疗法对于症状的改善乃至延缓病程的进展都有一定的帮助，尤其是对存在步态障碍、姿势平衡障碍、语言及吞咽障碍等症状的患者。临床上，常常推荐健步走、太极拳、瑜伽、舞蹈、有氧运动、抗阻训练等。得了帕金森病，患者可能会因为"慢""抖"等症状在公共场合感觉难堪，不愿意去公共场所，包括不愿意去锻炼。对此，要改变观念，通过积极锻炼达到康复训练的目标。

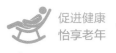

 误区解读

1. 得了帕金森病，会影响寿命

帕金森病可能会影响生活质量，但并不影响寿命。因此，在积极药物治疗、康复锻炼以控制改善症状的同时，还需要拥有良好的心态，相信日新月异的医学技术、现有的专业医学团队。就像对待其他慢性病一样对待帕金森病，正视疾病，全程管理疾病。

2. 手术治疗后，我就可以不用吃药了

需要强调的是，手术对于帕金森病来说，只是改善症状，而不能根治疾病，术后仍需药物治疗，但可减少剂量，具体药物调整还需要专科就诊，术后定期随访。

3. 帕金森病是遗传病

帕金森病的发生与环境因素、遗传因素、神经系统老化以及多因素的交互作用有关。帕金森病有一定的遗传倾向，目前认为约10%的患者有家族史，但更多的患者是没有家族史的。

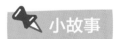 帕金森病的发现和命名

1817年，一位名叫詹姆斯·帕金森（James Parkinson）的英国外科医生通过细致入微的观察，在来到他诊所就诊的3名患者和路过他诊室的3个伦敦街头的行人身上发现了一组相似的症状，表现为静止性震颤（伴随肌力减弱的不自主震颤，部分患者在运动或有支撑的条件下震颤消失）、活动变慢和姿势步态的异常（躯干前倾，行走数步后就成"小跑状"），他称之为"震颤麻痹"。

帕金森发现了"震颤麻痹",但是他的发现在当时并没有引起大家的太多关注,直到 19 世纪 70 年代,被称为"神经疾病领域拿破仑"的法国神经病学家、现代神经病学的奠基人——让 - 马丁·沙可(Jean-Martin Charcot)注意到了帕金森医生发表的文章,对该病进行了系统的研究,同时提出了另一个核心症状"僵直",至此帕金森病的四大主征:运动迟缓、肢体僵硬、静止性震颤和姿势步态异常全部被发现。沙可提议将该病以发现者——帕金森的名字命名,从此帕金森病正式进入神经疾病学的行列。

(陈　彪　梅珊珊)

灵魂"杀手"
——痴呆

(一)十种预防方法
——如何远离阿尔茨海默病

一天傍晚,儿子、儿媳妇都下班了,孙女也放学了,顾大爷准备出门买菜。刚走到门口,老伴儿在一旁诧异地叫住他:"刚才你不是去买过了吗?"儿媳妇一看也说:"可不是嘛!看,菜在那儿呢!"菜篮里装满了新鲜蔬菜,但是顾大爷一点儿也想不起来了。到医院一查,发现顾大爷患上了"阿尔茨海默病"。

如何远离阿尔茨
海默病

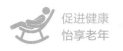

 小课堂

1. 什么是阿尔茨海默病

阿尔茨海默病（AD）会引起痴呆，老年期痴呆中最常见的是阿尔茨海默病。阿尔茨海默病是以脑内淀粉样斑块形成、神经原纤维缠结及神经元丢失为主要病理特征的中枢神经系统慢性退行性疾病，临床上分为无症状期、主观记忆下降期、轻度认知障碍期、痴呆期（轻度、中度、重度和终末阶段）。

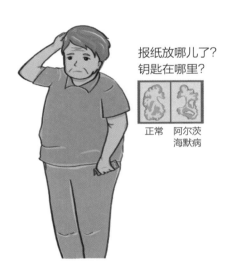

阿尔茨海默病

2. 阿尔茨海默病的危险因素有哪些

影响阿尔茨海默病发生的危险因素有很多，一般按照可控和不可控分为两种。①不可控因素，如年龄、性别、遗传、基因等；②可控因素，如受教育程度、血管因素、生活方式、视听力障碍、精神压力等。我们可以通过改变可控因素，减少或延缓阿尔茨海默病的发生。

3. 十种方法预防阿尔茨海默病

预防阿尔茨海默病的关键在于预防认知功能衰退，推荐以下十种方法。

（1）坚持运动：规律而适当的体育运动可降低认知功能衰退的风险，推荐每周150分钟中等强度或75分钟高强度的有氧运动。

（2）长期学习：在生命的任何阶段接受教育都有助于降低认知能力衰退和阿尔茨海默病的风险。不断学习，就是不断地给大脑一定刺激，有助于预防痴呆，"活到老，学到老"。

（3）远离吸烟：吸烟会增加认知功能衰退的风险。而且吸烟的时间越长、量越大，对记忆的影响就越明显。戒烟可以将这种风险降低到与未吸烟者相当的水平。

（4）关注心脏：心血管疾病和脑卒中的危险因素，如肥胖、高血压和糖尿病，同时会对认知功能产生负面影响。照顾好你的心脏，你的大脑也会随之健康。

（5）保护头部：脑外伤会增加认知障碍和发生痴呆的风险。乘车时应系好安全带，进行可能有碰撞的户外运动时戴上头盔，防止摔倒造成脑损伤。

（6）健康饮食：健康均衡的饮食有助于降低认知障碍的风险，推荐低脂肪、足量的新鲜蔬菜水果。可以参照"地中海饮食"，其特点包括：富含植物性食物、食品加工程度低、食用橄榄油、白肉为主，少红肉、少奶酪。

（7）睡眠充足：有研究显示，失眠是认知障碍的危险因素之一，应该避免睡眠障碍。

（8）关注心理：重视抑郁、焦虑或其他心理健康问题的诊

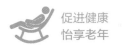
治，特别是老年期抑郁症，是痴呆的危险因素之一，需要高度重视和治疗。

（9）广泛社交：保持社交活动有助于脑健康，鼓励老年人参与健康且有意义的社交活动，做一个积极的社区活动参与者。

（10）挑战自我：挑战和活跃自己的思维对认知功能是有益的。如设计一套家具、完成一个拼图游戏、参加艺术活动、玩桥牌游戏等。这些促进思维能力的活动无论在当下还是对未来都是很有好处的。

此外，很多中老年朋友因为记忆力下降，要求通过服药来预防阿尔茨海默病，但是目前世界上还没有一种药物有确实的研究证明可以预防阿尔茨海默病，建议按照上述的方法长期坚持，有助于维持良好的认知能力，远离阿尔茨海默病。

　知识扩展

1.　阿尔茨海默病的早期警讯

　　（1）记忆力减退影响到生活或工作。

　　（2）计划事情或解决问题出现困难。

　　（3）无法胜任原本熟悉的事。

　　（4）失去时间感及方向感。

　　（5）抽象性的思考有困难，出现妄想、幻觉。

　　（6）语言表达或书写出现困难。

　　（7）错放熟悉物品，且失去回头寻找的能力。

　　（8）判断能力变差或减弱。

（9）失去原动力，变得被动。

（10）不明原因的情绪化和个性的改变。

2. 阿尔茨海默病筛查量表

以下 8 个问题如果有 2 个以上回答"是"，应该及时到正规医院记忆障碍专病门诊就诊。

（1）判断力是否出现了障碍？　　是□　否□

（2）是否缺乏兴趣爱好，不爱活动？　　是□　否□

（3）是否会不断重复同一件事或同一句话？　　是□　否□

（4）学习使用新东西时，是否会有困难？　　是□　否□

（5）是否记不清当前的月份或年份？　　是□　否□

（6）处理复杂的个人事务时是否存在困难？　　是□　否□

（7）是否会忘记与某人的约定？　　是□　否□

（8）日常记忆和思考能力是否发生改变？　　是□　否□

3. 阿尔茨海默病的治疗

目前，有效的药物包括两大类：①胆碱酯酶抑制剂，代表药物有多奈哌齐、卡巴拉汀、加兰他敏；②兴奋性谷氨酸受体拮抗剂，代表药物为美金刚。医生会根据患病老年人的情况，选择一种或者两种药物进行治疗。

非药物治疗包括：认知训练、运动治疗、音乐疗法、光照疗法、饮食治疗、芳香疗法等，可以改善认知和精神行为症状。需要提醒的是，阿尔茨海默病和高血压、糖尿病一样是慢性疾病，需要长期治疗，因此医生会要求老年人定期随访，调整药物。需要家属配合坚持给老年人服药，配合医生的随访计划，按时陪同老年人就诊，以期获得最佳的治疗效果。家属的态度往往决定了老年人疾病

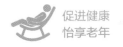
发展的方向，甚至老年人的寿命长短。

 误区解读

1. 阿尔茨海默病没有办法治疗

虽然目前阿尔茨海默病尚无治愈的方法，但是，老年人经过综合治疗会延缓疾病的进展，特别是对早期的老年患者，甚至可以通过治疗恢复部分功能。即使是晚期的老年患者，也可以通过综合管理提高日常生活能力，延缓疾病进展。因此，发现老年人有记忆力减退等症状，应该尽早就诊，规范治疗，以免耽误病情。

2. 看一次病就足够

阿尔茨海默病是一种复杂的疾病，老年人会经历轻、中、重度的发展，根据老年人的不同病情要调整治疗药物的剂量和种类，因此须定期随访，建议于老年人首次就诊后第 1 个月、3 个月、6 个月、12 个月进行随访，一年以后每 6 个月随访一次，当病情变化时，随时就诊。建议家属保存好老年人的检查结果和病历本，并尽量找熟悉病情的固定医生就诊。不擅自停药，不恰当的服药可能会导致不良反应，不合适的停药也可能导致病情加重。

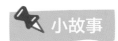 小故事 **阿尔茨海默病是怎么来的**

1907 年，德国精神病科医生及神经病理学家爱罗斯·阿尔茨海默（Alois Alzheimer，1864—1915）报告了第一例患者。他详细地描述了患者从出现症状、病情发展到最后死亡的整个过程，即我

们所熟知的：隐匿性起病，以近事记忆损害为主要表现，进行性加重，逐渐出现精神行为症状，最后完全失能、死亡。并且通过随后的尸体解剖，在该患者脑内发现淀粉样斑块、神经原纤维缠结和动脉硬化性改变。从此，痴呆作为一个疾病开始逐渐被人们认识。为了纪念这位德国医生的贡献，就将该病命名为阿尔茨海默病。

（吕　洋）

（二）"老来怪"
——可能是痴呆精神行为症状在"使坏"

王奶奶，70岁，退休多年，5年前老伴儿去世后就和女儿一起生活，生活和睦。王奶奶向来脾气温和、爱干净、注重自己的谈吐形象，喜欢和周围人交流、待人接物也处置得妥妥当当。然而，女儿发现近一两年王奶奶渐渐像是变了一个人，记性越来越差，常常一个问题要问无数遍，多次交代给她的事情也会忘得一干二净；少言寡语，不愿意出门与别人打交道，经常自己一个人坐着，和她说话也不爱搭理；穿着打扮也经常不合时宜，变得不讲卫生，还在外面捡垃圾回来放在衣柜里；经常情绪低落，但有时候又突然发火，和家里几岁的小孩争抢东西。这些异常行为让家人感到很烦恼，也很无助，到医院就诊后，发现王奶奶是得了痴呆，那些怪异的行为都是痴呆的症状。

"老来怪"可能是痴呆精神行为症状在"使坏"

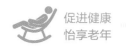
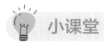 小课堂 ● ● ● ● ● ● ● ●

1. 什么是痴呆

痴呆，也称为失智症，是多种因素影响下出现的进行性加重的认知功能和行为能力障碍，主要影响到记忆力、注意力、语言、思维能力、视空间功能和执行能力。常见的痴呆类型包括：阿尔茨海默病、血管性痴呆、额颞叶痴呆、路易体痴呆、帕金森病痴呆等。其中，阿尔茨海默病在所有痴呆中，所占的比例最多。

2. 痴呆的精神行为症状

痴呆的精神行为症状：是指可独立或者伴随认知障碍而发生的知觉、思维、情绪紊乱及异常行为。常见症状包括：淡漠、抑郁、妄想、幻想、焦虑、烦躁、欣快、易激惹、攻击脱抑制、食欲和进食改变、夜间行为等。

3. 非药物干预的要点

非药物干预是干预痴呆精神行为症状的首选方式，此方式强调以人为本。从患者方面入手，方法包括以下几点。

（1）感官导向干预方法：包括芳香疗法、触摸及按摩疗法、光照疗法、音乐疗法、多感官刺激疗法等。

（2）认知刺激干预：这类方法对患者尚存的认知水平有一定要求，适用于轻度痴呆的老年人，通常以团体形式开展。具体操作上，采用可以锻炼多个维度认知功能的任务活动，如模仿特定人物表情、识别及归类物品、制订行动计划、回忆特定的场景及事物、问题验证等。通过锻炼，患者的记忆力、注意力、执行力、逻辑思维能力可以更好地得到维持及改善，患者的一些歪曲的信念和行为也可以得到纠正。

（3）运动干预：主要分为改善心血管功能的有氧训练、改善肌肉力量的抗阻训练、调和身心的意念训练 3 种类型。

（4）跨学科团队联合干预模式：由于痴呆患者的精神行为症状个体差异较大，遇到特定、复杂的病情时，需要老年科、神经科、精神科、康复科、营养科、护理团队及专业照护人员组成一个综合管理小组，联合多种干预方法共同治疗、管理患病老年人。

（5）其他：还有如针灸、园艺疗法、动物辅助疗法、艺术疗法等。

需要注意的是，尽管这些方法的疗效在国内外多项研究都得到一定验证，但由于症状、诱因及表征的巨大差异，所以很难确定哪一种是首选的方法，需要根据现实情况，进行个性化选择、联合性使用，以产生更有益的改善效应。

给子女等照护者们：

如何照护患病老年人

由于痴呆患者症状各有特点，老年人的健康情况也不尽相同，所以对于居家和社区中的患病老年人，首先应该在专科医生的指导下，家属、照护者参与共同制订适合特定老年人的照护方案。这里介绍几种常见的情况，当患者有激动、易怒、敌意、暴力、攻击症状时，应选择综合管理方式，必要时进行药物治疗。

照护者应帮助老年人保持简单、规律、有条理的日常生

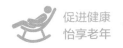
活，布置安静整洁的居住环境（采光、布置、规律要求）；安排舒缓且符合老年人兴趣的活动（如听音乐、散步、听故事、按摩、晚辈探望等），特别应将刀具等危险物品收好，尽量减少老年人产生失去自由及被否定等的负面感受，以免进一步引发或加重症状。若患者有异常翻找、藏物、囤积等行为，应该顺从他们心愿帮他们保护好有价值的东西并将危险物品安置好。当患者受妄想与幻觉困扰时，要避免与老年人争执事物真假对错，或强硬否定。要认同其感受，同时利用其他活动或事物转移其注意。

 误区解读

1. 患了痴呆是可耻的事情，不能告诉他人

相反，患了痴呆后要告知身边人，以获得更多的关怀、帮助及照护；全面减少负面影响，以减少异常精神行为症状的发生概率。

2. 日常照护中关注患者的生活起居就够了

这个认识是错误的。在照护过程中，照护者及家人除照料老年患者的生活起居外，还应该理解他们的这些怪异行为表现并不是出于本意，而是因为其受疾病的困扰，失去对自我的认识和控制，不能对周围的人、事、物给予正确应答及反应，要给予他们更多的耐心、理解、支持与包容。同时，照护者需要与患者保持温和冷静的交流，患者的症状严重到自己不能应对时，需要及时向专业医生反

馈并寻求专业的照护，共同应对。照护者及家人除了照护患者外，还需要关注自身的身心健康，调节自我情绪及心理状态。

（董碧蓉　孙雪莲　程　莹）

小症状，大隐患
——老年期抑郁焦虑症

今年是小王毕业后离开家去新单位工作的第一年。年前他早早地抢了回家的火车票，准备把一肚子的话跟爸妈好好聊聊。可是当他风尘仆仆、兴冲冲地回到家时，却看到了无精打采的妈妈。一打听才知道，妈妈最近几个月对什么事情都提不起兴趣，不愿社交，也不爱出门，以前爱跳广场舞，但最近也不怎么去了。食欲也越来越差，体重下降了很多，晚上经常睡不着，半夜起来坐在床边唉声叹气。小王一看，赶紧带妈妈到医院做了全身检查，但是什么也没有检查出来。平时身边有老年人总是诉说睡不好、没胃口，或者平时总是感觉身体多处不舒服，例如胃不舒服、头疼、胸闷、心慌、腹胀、肢体麻木、乏力、体重下降等。来医院反复做检查，但就是发现不了什么问题。这种时候，很多人就把这些当成了老年人的"小毛病"不再重视，但这往往隐藏着"大隐患"，可能是患了精神疾病，如抑郁症、焦虑症。如果在医院就诊后排除了器质性病变，那么就需要往这方面考虑。

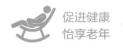
 小课堂 ● ● ● ● ● ● ● ● ● ● ● ● ● ●

1. 什么是老年期抑郁焦虑症

　　老年期抑郁焦虑症一般是指年龄 60 岁及以上的老年人出现抑郁障碍和焦虑发作，在老年人群中是一种较常见的精神障碍。抑郁障碍的核心症状包括心境低落（情绪低落）、快感缺失（食欲减退）和兴趣减退，同时可以包括睡眠障碍（失眠）和认知减退（健忘）等。老年期抑郁焦虑症往往被当作是老年人生活的一部分，并没有得到充分的认识和诊断。老年期抑郁焦虑症已被证明与生活质量差、日常生活活动困难、身体共病、过早死亡和认知障碍等重大负面后果有关。因此，加强对老年人抑郁焦虑表现的认识并加以管理是非常重要的。只要患者符合抑郁症和焦虑症的临床诊断标准，就需要及时进行治疗。

2. 哪些老年人容易患抑郁焦虑

　　老年期抑郁焦虑症的病因是复杂的，而且常伴有躯体疾病，两者也可能互为因果。比如老年抑郁可以促使老年痴呆患病率增加；冠心病和高血压人群中，焦虑症的发病率几乎占一半。老年期抑郁焦虑症的易感人群有以下几类。

　　（1）缺乏感情支持者。

　　（2）遭遇负面性事件者。

　　（3）慢性疾病患者。

　　（4）长期服药者。

　　（5）人格特征中性格固执者。

知 识 扩 展

1. 如果家里老年人患上抑郁焦虑症，该如何治疗

针对老年期抑郁焦虑症患者，治疗主要包括药物治疗和心理治疗。药物治疗由专科医生开具，大部分药物可能需要从小剂量开始，逐渐调整剂量，且在服用一段时间后不能突然停药，药物调整需要专科医生指导，须定期随诊。

在心理干预治疗方面，由专科医生主导，同时需要患者及家属的配合，治疗方案需要具有实用性、可行性和灵活性，才能最大限度地满足患者和护理人员的需要；因此，在制订最初的心理治疗方案时，需要家属和患者参与其中，而且可能会不断评估和更新。作为患者家属，和医生一样应该站在治疗的第一线，做到以下几点。

（1）关注老年人的心理状况，给予老年人关怀和陪伴，不要表现出厌烦、拒绝、不满或敌意。

（2）保障营养摄入和积极治疗基础躯体疾病；鼓励患者规律起居、积极参加娱乐活动和集体活动，如下棋、书法、打牌等；增加患者的人际交往，丰富生活内容。

（3）鼓励和陪伴患者进行户外活动，适度锻炼是对抗抑郁最有效和天然的"药物"。治疗老年焦虑抑郁，需要我们一起完善和建立由专科医生、基层卫生保健人员、社会工作者及家庭成员共同参与的老年期抑郁焦虑障碍多学科团队协同照料模式，促使老年患者从临床症状缓解延伸到全面功能康复。

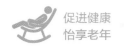
2. 除了药物和心理治疗，还有其他新的治疗手段吗

除了口服药物及心理干预治疗，还有一类躯体治疗，包括电休克治疗、重复经颅磁刺激、迷走神经刺激和深部脑刺激，以及尚在研究的光疗和睡眠剥夺等治疗方法。但是上述治疗手段在老年焦虑患者中尚未得到明确的研究结论，还需要更多的研究证实。目前，焦虑患者通常采取的调节身心的方式，比如瑜伽、绘画、舞蹈、音乐等艺术疗法，对缓解老年人焦虑状态也有明显效果。

 误区解读

1. 老年期的抑郁症和焦虑症是一个病

焦虑症和抑郁症不是一个病，虽然同时发生的情况比较常见，但这是两种疾病，临床特征并不相同。

焦虑症以担忧为主，莫名其妙地紧张、担心、害怕，伴有自主神经功能紊乱（一系列身心症状，如恶心等），严重的患者可能出现自杀想法，甚至出现自杀行为。

抑郁发作的核心症状包括心境低落、快感缺失和兴趣减退，就像小王的妈妈一样，不再从既往感兴趣的事情中感受到快乐。严重时，抑郁症可引致自杀。

2. 抑郁焦虑只要症状缓解了就可以停药

老年期抑郁焦虑症的治疗分为三个时期，即急性期、延续期和维持期，所以并不是急性症状一缓解就可以停药。一般而言，延续期治疗的目的是防止复发，需要继续进行与急性期相同的治疗，且在急性期和延续期有效的治疗方法，应在维持期继续使用。若计划停止治疗，应有个缓慢撤退的过程，逐渐减少药物剂量，同时仔细监测患者是否复发，如果复发，应立即重新开始治疗。

（孙　宇　彭丹涛）

眩晕和头晕
——不一定是颈椎病，有可能是耳石症

一天早晨，65岁的老王起床时突然感到天旋地转，紧接着就恶心、呕吐、出冷汗。老伴儿给他量血压，竟然高达186/90mmHg。于是老伴儿赶忙从抽屉里找出降压药帮他服上，然后给孩子打电话。可是老王刚服完药、头一挨着枕头，又出现一阵天旋地转。这把两人都吓坏了，认为身体出了大问题。很快，老王被送到医院。

急诊科里，验血、心电图、颈椎X线片、脑CT……检查完，医生告诉老王问题不大，眩晕可能是颈椎不好、血压不稳引起的，让老王回去好好吃降压药、注意颈椎即可，随后，老王在老伴儿和儿子的陪同下回了家。到家后，老王躺到床上的一瞬间，眩晕再次来袭，马上老王又被送到了医院。

这次接诊老王的是眩晕门诊的医生。当老王把今天的经历告诉医生后，医生说："你这应该是耳石症。"医生扶着老王的头部左右上下变换位置，两三分钟后说"好了"，果然好了！老王回家以后，他的眩晕也没有再犯。

老年人常见的头晕原因和耳石症的诊断治疗

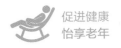
小课堂 ·

1. 什么是耳石症

在人耳朵的最深处——内耳中的椭圆囊和球囊（椭圆囊和球囊是调节身体平衡的器官）上，都有一种感受直线加速度的结构，称为囊斑，囊斑表面有一层果冻样的膜，膜里含有很多碳酸钙的结晶，形状像石头，被称为耳石。在某些情况，如衰老、微循环障碍、震荡、炎症等病变时，可出现耳石脱离囊斑，游走在别的平衡结构内（如半规管）里，当头部运动变化时，耳石颗粒就会刺激内耳的平衡感受器官，引发眩晕。由于这种病主要在头部位置变化时发生，而且反复发作，医学上给它起了一个学名——良性阵发性位置性眩晕，也就是耳石症。耳石症是眩晕最常见的病因，约占眩晕的 1/3。

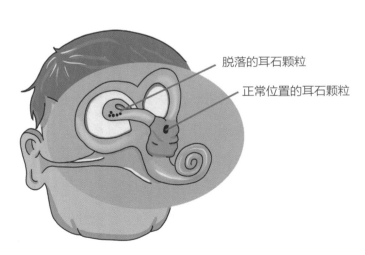

脱落的耳石颗粒

正常位置的耳石颗粒

耳石颗粒脱落引发眩晕

2. 颈椎不好会引起眩晕吗

由于颈椎问题在人群中普遍存在，当发生眩晕时，大部分人会自动认为是颈椎病直接引起的，但实际上，因颈椎病引发的眩晕较少见。

3. 引起老年人眩晕的常见疾病有哪些

眩晕是老年人最常见的症状之一，引起眩晕的病因复杂。看起来都是眩晕，但每个眩晕背后各有各原因。引起老年人眩晕的常见原因有：耳石症、梅尼埃病、持续性姿势感知性头晕、脑血管病、心律失常、直立性低血压、老年前庭病等。判断病因，需要通过对眩晕发生的形式、持续时间、诱发因素、伴随症状、既往病史、服用的药物等详细调查，才能较为准确地判断。比如在起床或卧位翻身时出现持续几秒到几十秒的眩晕发作，提示可能是耳石症；眩晕反复发作，同时伴有耳鸣、耳朵闷胀、听力下降，发作后上述症状又逐渐减轻或消失，则可能是梅尼埃病。

 知识扩展

1. 得了眩晕怎么治疗

针对不同的眩晕病因，采用不同的方法进行治疗，以耳石症为例，这种病打针吃药疗效并不理想，而通过耳石复位的方法可迅速改善症状，治愈疾病。耳石复位方法是一种物理的治疗方法，是医生通过一定方法引导脱落的耳石回归到正常部位的技术。老王的医生就是根据他发病的特点判断老王得了耳石症并采取正确的治疗方法，才使老王的病情缓解，得到了立竿见影的效果。

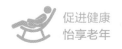

2. 眩晕发作时哪些症状提示病情危险

眩晕发作时，患者会感到天旋地转或周围物体上下颠倒，有些人的眩晕表现为倾倒感、走路不稳、视物晃动、如坐船等。眩晕症状剧烈时，其中大部分眩晕患者还会出现恶心、呕吐、出汗、想大小便、血压升高、恐惧感等症状，这些都是眩晕导致的连锁症状，并不是病情危险的标志。大多数眩晕不会危及生命，但如果眩晕发作时伴有以下症状要警惕：①口角歪斜；②吞咽困难或语言含糊不清；③看东西重影（复视）；④一侧肢体麻木或无力。这些症状提示有可能是脑血管病引起的眩晕，应当尽快就诊，不能延误。

3. 分清眩晕、头晕和头昏很重要

由于表达等方面的差异，很多人在就诊时常常描述不清自己的症状，混淆了眩晕、头晕和头昏的症状，往往给医生带来误导，影响诊疗过程。眩晕是天旋地转、倾倒感，头晕是周围环境物体或自身的不稳、晃动和起伏感，这两种症状都是运动性幻觉，即客观上自身或环境并未产生运动，而身体的感觉却是各种不同形式的运动。头昏则完全不同，是头脑昏昏沉沉不清晰，如同头顶重物或颈项僵硬的感受。眩晕和头晕通常与人体感知方向、保持平衡的前庭系统有关，而头昏是深部肌肉关节的感觉异常、内环境紊乱或心理障碍的表现。因此，患者应当尽可能准确地描述自己的症状，医生则应利用问诊技巧，把握患者真正的核心症状。

误区解读

一发生头晕就认为是颈椎病，去骨科就诊

不少患者认为头晕、眩晕就是颈椎不好，从而出现症状后就去骨科就诊或采用颈椎按摩、理疗等。这是眩晕疾病诊疗中最常见的误区。

正确的做法是，如果当地有诊治眩晕的专科门诊，首选到这种科室就诊；如果没有眩晕疾病专科，可以根据眩晕发作时伴或不伴有耳朵的症状（如耳鸣、耳闷、听力下降）进行选择，有耳朵症状到耳鼻喉科、没有耳朵症状则到神经内科就诊。如果有口角歪斜、肢体麻木无力、吞咽障碍或言语含糊等，则应到急诊就诊。

（李 锐 张 欣）

答案：1.C；2.D；3.×

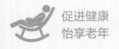
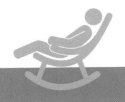

健康知识小擂台

单选题：

1. 突然出现言语不清、一侧肢体无力，去医院应该挂号
   的科室为（　　）
   A. 心内科门诊　　　　　　B. 神经内科门诊
   C. 神经内科急诊　　　　　D. 心内科急诊

2. 以下方法中**不**推荐用于预防阿尔茨海默病的是（　　）
   A. 坚持运动　　　　　　　B. 长期学习
   C. 保护头部　　　　　　　D. 药物

判断题：

3. 只有自杀行为才是抑郁症的表现。（　　）

关爱老年人神经
精神健康自测题
（答案见上页）

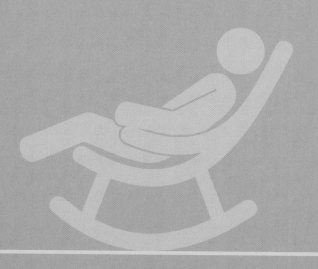

防治心血管
疾病，轻松
安享晚年

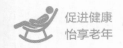
　　随着人口老龄化及城镇化进程的加速，居民不健康生活方式日益突出，心血管病危险因素对老年人健康的影响越加显著。根据《中国心血管健康与疾病报告 2021》，中国心血管病死亡占城乡居民总死亡原因的首位，农村为 46.74%，城市为 44.26%，心血管病给居民和社会带来的经济负担日渐加重，已成为重大的公共卫生问题之一。本章节围绕老年人常见的心血管疾病的防治，对高血压、冠心病、心律失常、心力衰竭、瓣膜疾病、周围血管疾病、血脂异常、心源性猝死、心脏康复等防治内容进行科普，提高老年人群对吸烟、超重或肥胖、身体活动不足、高血压等危险因素的防控能力。

老年人的血压应该高一些吗
——如何正确管理你的血压

　　老张今年 72 岁。前几天，参加原工作单位组织的老同志年度健康查体，医生为其测血压为 160/80mmHg。医生说："老张，你血压高，给你开一些降压药控制血压吧！"老张不以为然道："不用，我几年前血压就高，上岁数了血压高一点儿没关系，再说我也没任何不舒服的感觉，不影响吃喝、不影响运动，不用吃药。"那么老年人血压就应该高一些吗？没有症状，高血压就不用治疗吗？本文就给大家说说老年人高血压的常见误区和处理原则。

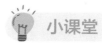 小课堂

1. 什么是血压

人只要活着，运动、说话、思考，就需要能量维持生命活动；即便在睡眠中，呼吸和心脏跳动，甚至做梦仍然需要能量。

血液的作用就是向全身流动，将能量（各类营养物质）输送到每个组织器官中，供全身使用，同时将人体代谢的废物收集起来通过呼气（肺呼出二氧化碳）、大便和尿液排出体外。人活着，血液就必须在血管内不断地流动，一会儿也不能停止。由于心脏的推动作用，使血流能够维持一定的压力。流动的血液对血管壁产生的压力就是血压。如果血流没有足够的压力，就难以流向全身各处。如果血管内压力升高严重，就会使血管"撑破"，类似河流决堤，血液就会溢出来，脑出血就是这样发生的。

2. 什么是高血压

高血压就是动脉血管内的血流压力太高了。血压的单位一般用毫米汞柱（mmHg）表示。我国以及全球多数国家和地区均把高血压的诊断标准确定为收缩压（俗称"高压"）≥ 140mmHg 和 / 或舒张压（俗称"低压"）≥ 90mmHg。

3. 高血压的危害

高血压除了会引起血管破裂（如脑出血），严重高血压还会引起一种称为"主动脉夹层"的疾病。我们的大、中型动脉的血管壁分三层，血压严重升高时可以把血管壁撕裂，血液进入血管壁夹层中。这就是主动脉夹层，死亡率较高。

高血压的危害还远不止如此。常年高血压可以加速动脉血管内

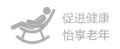
皮的损伤和老化，为血液中的胆固醇进入血管壁内形成粥样斑块创造条件。动脉粥样斑块可以使血管腔狭窄甚至堵塞，冠心病、心肌梗死、脑梗死就是这样发生的。高血压还会损害肾脏。肾脏就相当于人体的"滤网"，把很多代谢废物过滤后通过尿液排出体外。常年高血压不治疗就会破坏这个"滤网"，引起肾衰竭。除此之外，高血压还可能导致房颤、心力衰竭、截肢、失明、性功能障碍等。

4. 高血压患者的日常表现

高血压患者的日常表现：患有高血压的人有时会头晕、头痛、后脖子发紧，也有很多人没有任何不舒服。

5. 高血压的主要成因

吃饭太多、吃油太多、吃盐太多、喝甜饮料太多、喝酒太多、抽烟太多、长期精神紧张都容易发生高血压。

胖人（BMI ≥ 28 千克 / 米^2）更容易发生高血压；运动太少、睡觉太少也容易发生高血压。

6. 什么是"诊室高血压"

在医院测量血压增高，但在家中测量正常，这就是"诊室高血压"或"白大衣高血压"，这些患者一般不需要药物治疗；反之，如果在医院测量血压正常，但在家中自测血压增高，则说明存在隐匿型高血压，这些患者必须尽快接受治疗。

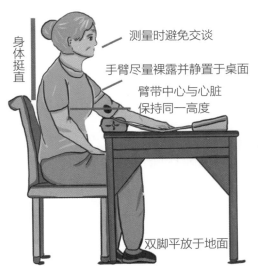

身体挺直

测量时避免交谈

手臂尽量裸露并静置于桌面

臂带中心与心脏保持同一高度

双脚平放于地面

正确测量血压

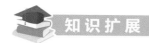 知识扩展

1. 高血压的治疗

药物治疗：迄今为止，长期吃降压药仍然是控制高血压的主要手段。目前市场上没有所谓的秘方、偏方、保健品能够根治高血压。

主要的药品有：地平类、沙坦类、普利类、洛尔类、利尿剂。

降压药的危害：现在常用的降压药都很安全，不良反应较少。只要在医生指导下合理用药，发生严重不良反应的可能性极小。

用药选择：尽量选择每天吃一次的药物，便于长期坚持服药，保持血压稳定。

2. 高血压的家庭管理

建议购买一个符合计量标准的血压计以供家庭使用，优先选择电子血压计。如果没有低血压症状，把血压降到 130/80mmHg 以下，心脑肾会更安全。健康人两侧上臂所测得的血压数值可以有一定差异，但其差值一般不会超过 20mmHg。可左侧高于右侧，也可右侧高于左侧。首次测量血压时应该同时测量双上臂血压，以后再测量时以较高一侧为准。无论在接受药物治疗初期，还是调整降压药物的过程中，每天测量 2～3 次血压为宜（如早晚或早中晚各测量一次）。病情稳定且治疗方案固定的患者，每周测量 1～2 天，每天早晚各测一次即可。准备好专门的记录本，将每次测量结果（包括脉搏数）详细记录下来，供医生参考。就诊时带上自测血压记录，既有助于医生全面了解患者的血压波动情况，又可缩短医生问诊时间。

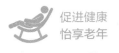

误区解读

血压高了就吃药，血压不高就不吃

有些高血压的朋友不是按照固定的方案用药，而是血压高了就吃药，血压不高就不吃；或者血压高了就吃两种药，血压正常了就吃一种。这种做法是不合理的。大多数高血压没有明确病因，所以药物治疗不能根治高血压，只能长期服药保持血压稳定。如果不按规律吃药、吃吃停停，血压就会出现明显波动，忽高忽低，或者高几天、低几天，这对身体是不利的。只有坚持相对固定的药物治疗方案才能保持血压稳定在比较理想的水平。

有人血压控制下来后担心继续吃药会使血压更低，这种担心是不必要的。任何一种药的降压幅度都是有限的，血压控制好后继续用药一般不会使血压持续下降，所以不必担心。

有人担心降压药有副作用，不愿意长期吃药，但是如果不好好控制血压，高血压对身体的危害更大。并且目前常用的降压药都很安全，只要在医生指导下用药，发生不良反应的概率较小。

小故事　　**血压计的发明**

血压计的发明与研制经历了两百年的历程。18 世纪初，英国医生哈尔斯把自己家里饲养着的一匹最心爱的马作为测试血压的对象。他将一根 9 英尺（约 2.7 米）长的玻璃管与一根铜管的一端相连接，接着将铜管的另一端插入马腿的动脉内，然后使玻璃管垂直，让马腿动脉血管里的血顺着玻璃管上升，这样就测得马的血压为83英寸（约2.1米）的高度，这也是世界上的第一次血压测量。但这样测量血压既不安全，也不方便，特别是对血管的破坏严重，难以应用于人类。1896年，意大利人里瓦罗克西改制了一种不破坏血管的血压计。这种血压计由袖带、压力表和气球3个部分构成。又过了10年，俄国人尼古拉科洛特科夫又对测量方法进行了改良，里瓦罗克西的血压计的基本构造不变，只是在测定血压时，另在袖带里面靠肘窝内侧动脉搏动处放上听诊器。在测量时，当听到听诊器中传出的第一个声音时，水银柱所达到的高度就是收缩压，接着水银柱下降，到脉搏跳动声音变弱时，此时水银柱所在的高度就是舒张压。大量临床应用证明，这种血压计测定血压的方法既科学，又安全、准确，沿用至今。

（郭艺芳）

老年人突然晕倒的"凶手"
——警惕低血压

张大爷今年75岁了，身体硬朗，虽然有高血压、糖尿病，由于控制得当，一直没什么不舒服，除定期去医院开药以外，几乎很少看病。但是最近张大爷总是感觉头昏、没力气，由于症状不是很严重，一直没有去医院。直到有次家里来客人，张大爷从沙发上起来去开门时，突然眼前一黑，跌倒在门口的地上，虽然很快就醒了过来，除头上鼓了一个大包外，没有造成其他严重后果，但是，这次跌倒还是引起了张大爷和家

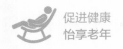
人的重视，于是决定找医生瞧一瞧。医生经过一番问诊和查体，告诉张大爷他最近出现这样的情况主要是由于低血压造成的。张大爷和家人都不可思议地盯着医生。张大爷一直有高血压，平时血压控制得很好，而且这一直是他"引以为傲"的事情，还经常跟朋友们介绍他的降压心得，怎么突然变成低血压了？张大爷的高血压还需要治疗吗？

 小课堂

1. 什么是低血压

低血压，顾名思义就是血压低于正常的水平。一般认为成年人上肢动脉血压低于 90/60mmHg 即可诊断为低血压。低血压在老年人群中较为常见。据统计，在我国，65 岁以上老年人低血压的发病率为 20% ~ 50%，大于 80 岁的老年人群发病率更高。此类患者往往合并高血压，且主要以直立性低血压发作为主。

2. 低血压有哪些危害

对于老年人来说，低血压的危险更甚于单纯性高血压。

低血压后血液流速减慢，血液中的氧气和养分不能及时输送到全身，心脏、大脑这类平时需氧较多的重要器官就会受影响。

而且，部分老年人还会出现高血压、低血压并存的现象，这种血压忽高忽低的脉冲式血压让本来就脆弱的血管极易发生破裂，存在极大的安全隐患。所以，对于老年人来说血压低也是病，甚至比高血压更可怕。

3. 出现低血压的原因及应对方法

老年人由于血压自我调节功能下降，低血压的发病率远远高于年轻人。那么生活中哪些原因可能导致低血压呢，又该如何应对呢？

（1）餐后低血压：餐后低血压是由于餐后血流重新分布至胃肠道，而四肢及颅脑血流减少，此时容易出现饭后晕厥、跌倒等。餐后低血压更容易发生在有高血压或患有损害大脑中枢疾病（调节身体内部功能）的患者。这类疾病包括：帕金森病、多系统萎缩、糖尿病等。

老年人若有餐后低血压现象，建议少食多餐，餐后休息 1 小时再活动，不能走入"饭后百步走，活到九十九"的误区。值得注意的是，由于很多老年人处于衰弱状态，餐后低血压症状容易被掩盖而忽略。

（2）直立性低血压：直立性低血压指从卧位改变到直立位时，或长时间站立时出现血压突然下降超过 20mmHg；或者餐前收缩压大于 100mmHg，而餐后收缩压降至 90mmHg 以下。前文所述张大爷从沙发上起来去开门，就是因为突发直立性低血压而跌倒。这种现象常见于长期口服降压药、久病卧床、体质虚弱的老年人，故此类老年人一定要记得做到一个字——"慢"，在体位变化时更要注意。一旦出现低血压症状，建议立即采取平卧姿势，数分钟后往往能够自行缓解。

（3）继发性低血压：由某些疾病或药物引起的低血压，如：严重感染、腹泻、风湿性心脏病、使用降压药、使用抗抑郁药、慢性营养不良、血液透析等，此时就需要到医院找专科医生帮忙，积极控制原发病，更换对血压影响较小的药物。

（4）排尿性低血压：排尿性低血压表现为排尿中或排尿后突

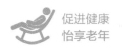
然晕倒，神志不清，发作后 2～3 分钟恢复正常。这种情况多因夜间膀胱充盈后突然排空，腹腔压力骤减，静脉扩张，回心血量减少，血压下降所致。所以老年人尽量不要憋尿，尽可能采取坐姿排尿，避免跌倒。

知识扩展

1. 血压也会"说谎"

有一部分患者的血压是这样的，一侧上肢血压为高血压，另一侧上肢血压为低血压，那么到底自己是高血压还是低血压呢？应该降压还是不降呢？

通常情况下，双上臂的血压差值一般不会超过 20mmHg。如果一侧动脉有狭窄或阻塞，则会引起该侧上肢缺血导致"假性低血压"。如果患者本身为原发性高血压，血压应该以血管无病变的那一侧为准。所以针对有上肢血管病变的患者需要测量双侧血压，谨慎分析低血压的原因，不能盲目用药，以免诱发心脑血管事件。

2. 这几种方法可以"拉高"血压

对于老年人，平时需要加强血压自我监测，服药后的血压水平最好不要低于 125/70mmHg。除了继发性高血压首先需要对因治疗以外，以下几招也有助于"拉高"血压。

（1）加强抗阻训练，可以提高肌肉收缩力，增加回心血量，改善心输出量，从而提高血压，比如平板支撑和使用握力器、弹力带等相对缓和的锻炼方式适合低血压老年人。

（2）食疗。对于高血压患者低盐低脂饮食的理念已经深入人心，如出现低血压，就没有必要严格低盐饮食了；还需要补充优质蛋白、定时饮水；此外，可以在中医医生的指导下进行食疗，补气益血。

 误区解读

1. 高血压患者不用担心出现低血压

这种想法是不对的。社会普遍对高血压进行强调，而对低血压的问题关注不够，而且老年高血压患者动脉硬化后弹性下降，反而更加容易出现低血压。

2. 血压越低越好

"血压怕高不怕低"，这显然也是对高血压认识方面的一个误区。虽然对于老年人来说，血压太高很容易引发一些心脑血管疾病，但是这并不意味着血压越低越好。老年人控制血压最关键的是高质量降压并达标。换句话说，不能只追求降压速度，还要关注降压效果、降压的持久性和稳定性等。对于大多数老年高血压患者而言，最好在 4～6 周的时间内将血压逐渐降低到理想水平，而不是越低越好。片面追求降压速度，血压降得过低、过快，反而对老年人非常不利。血压过低会导致心率加快，甚至引发心绞痛、心肌梗死，严重的还会危及生命。

（鲁　翔）

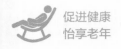

胸闷胸痛要警惕
——冠心病您要知道的事儿

（一）前胸压榨性疼痛
——如何远离致命的心肌梗死

张律师今年55岁，经常忙得脚不沾地，满脑子都是案子，还经常喝酒和熬夜。这阵子总是感觉左前胸一阵儿一阵儿的闷痛，休息一会儿，几分钟后就好了，心里嘀咕是不是得心脏病了？但又一想，心脏病都是人老了才会得，我还年轻呀，另外什么病也不会这么快就能好，一定是岔气了。后来又有几次发作。最近连续两天喝酒和熬夜，有一天晨练时，突然左前胸疼痛难忍，透不过气来，出了满额头的冷汗，感觉快不行了，很快就倒在了路边，被路人发现，由120救护车送到了医院。到了医院，经过心电图等检查，确诊是急性心肌梗死，进行抢救迅速做了介入手术，最后"起死回生"。张律师出门时还好好的，怎么突然就病得那么严重？心肌梗死又是什么病呢？

 小课堂 ● ● ● ● ● ● ● ● ● ● ● ● ● ● ●

1. 什么是心肌梗死

心肌梗死，俗称心肌梗塞。心脏就像一个发动机，不停地运转把携氧、富有营养的血液输送到身体各个器官维持生命。但心脏本身也需要血液，负责心脏血供的是冠状动脉，当冠状动脉堵塞，就会发生因持续性缺血缺氧引起的心肌坏死，称为心肌梗死。心肌梗死发生时，多有剧烈而持久的胸骨后疼痛，休息及含硝酸酯类药物不能完全缓解，伴有血心肌酶增高及进行性心电图缺血坏死样变化，可同时并发心律失常、休克或心力衰竭，严重时危及生命。

2. 为什么会发生心肌梗死

心肌梗死是冠心病的一种类型，多在冠状动脉粥样硬化狭窄基础上发生，由于某些诱因致使冠状动脉粥样斑块破裂，血中的血小板在破裂的斑块表面聚集，形成血块（血栓），突然阻塞冠状动脉管腔，导致心肌缺血坏死。另外，心肌耗氧量剧烈增加或冠状动脉持续痉挛也可诱发急性心肌梗死，常见的诱因为过度劳累，情绪激烈变化，暴饮暴食，寒冷刺激，便秘，吸烟、大量饮酒。

3. 心肌梗死有哪些表现

约半数以上的急性心肌梗死患者，在起病前 1～2 天或 1～2 周有前驱症状，最常见的是原有的心绞痛加重，发作时间延长；或对硝酸甘油效果变差；或继往无心绞痛者，突然出现长时间心绞痛。典型的心肌梗死症状包括以下几点。

（1）突然发作剧烈而持久的胸骨后或心前区压榨性疼痛，休息和含服硝酸甘油等药物不能缓解，常伴有烦躁不安、出汗、恐惧或濒死感。

（2）少数患者无疼痛，一开始即表现为休克或急性心力衰竭。

（3）部分患者疼痛位于上腹部，可能误诊为胃穿孔、急性胰腺炎等急腹症；少数患者表现为颈部、下颌、咽部及牙齿疼痛，易误诊。

（4）神志障碍：出现意识模糊不清，可见于高龄患者。

（5）全身症状：难以形容的不适、发热。

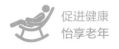
（6）胃肠道症状：表现恶心、呕吐、腹胀等，常见于下壁心肌梗死患者。

（7）心律失常：可发生各种心律失常，室性心律失常多见，75%～95%的心肌梗死患者会发生心律失常，多发生在起病的1～2周内，以患病24小时内最多见。前壁心肌梗死易发生室性心律失常，下壁心肌梗死易发生心率减慢、房室传导阻滞。

（8）心力衰竭，主要是急性左心衰竭，在起病的最初几小时内易发生，也可在发病数日后发生，表现为呼吸困难、咳嗽、咳粉红色泡沫痰、口唇发紫、烦躁等症状。

（9）低血压、休克。

（10）急性心肌梗死时由于剧烈疼痛、恶心、呕吐、出汗、血容量不足、心律失常等可引起低血压，大面积心肌梗死（梗死面积大于40%）时心输出量急剧减少，可引起心源性休克：收缩压＜80mmHg，面色苍白，皮肤湿冷，烦躁不安或神志淡漠，心率增快，尿量减少（＜20毫升/时）。

4. 如何预防心肌梗死

心肌梗死后必须做好预防，否则容易复发。

（1）坚持健康的生活方式是最好的预防：患者应采用合理膳食（低脂肪、低胆固醇饮食，粗、细粮搭配，多吃蔬菜水果），戒烟，限酒，适度运动，心态平衡。在日常生活中，需要注意避免过度劳累和便秘，放松心情快乐生活。日常洗浴，不要在饱餐或饥饿的情况下洗澡，水温最好与体温相当，洗澡时间不宜过长，冠心病程度较严重的患者，洗澡时应在他人帮助下进行。

（2）气候变化方案：气候变化时需要注意在严寒或强冷空气

影响下，冠状动脉可发生痉挛而诱发急性心肌梗死，注意保暖，做好防护。

（3）坚持服用抗血小板、调血脂等药物：如阿司匹林和 / 或氯吡格雷、替格瑞洛、β 受体拮抗剂、他汀类调脂药及血管紧张素转化酶抑制剂（ACEI 类），控制高血压、高血脂、糖尿病、超重等危险因素，定期复查。

 知识扩展

1. 学会自我识别心肌梗死的先兆症状并能及时自救

心肌梗死患者约 70% 有先兆症状，主要表现为：既往无心绞痛的患者突然发生心绞痛，或原有心绞痛的患者发作突然明显加重或无诱因自发发作；心绞痛的性质较以往发生改变、时间延长，使用硝酸甘油等药物不易缓解；疼痛伴有恶心、呕吐、大汗或明显心动过缓或过速；心绞痛发作时伴气短、呼吸困难；冠心病患者或老年人突然出现不明原因的心律失常、心力衰竭、休克或晕厥等情况时，都应想到心肌梗死的可能性。

上述症状一旦发生，必须认真对待。首先，患者应卧床，保持安静，避免精神过度紧张；其次，舌下含服硝酸甘油或喷雾吸入硝酸甘油，若不缓解，5 分钟后可再次重复。心绞痛缓解后去医院就诊。若胸痛 15 分钟不缓解或严重胸痛伴恶心、呕吐、呼吸困难、晕厥，应呼叫救护车送往医院。

2. 心肌梗死需要哪些治疗

急性心肌梗死多数是突然发病，应该早发现早治疗，并重视转

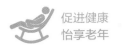
运中的病情监测和救治。救治心肌梗死目的是挽救濒死的心肌，缩小梗死面积，保护心脏功能，及时处理各种并发症。

（1）再灌注治疗：最大限度地缩小梗死面积。开通堵塞的血管，使缺血坏死的心肌再次获得血流的治疗方法，叫作再灌注治疗。它是急性心肌梗死最主要的治疗措施。在发病 12 小时内开通闭塞的冠状动脉，恢复血流，可缩小心肌梗死面积，减少死亡。越早开通冠状动脉，患者获益越大。因此，对所有急性心肌梗死患者就诊后必须尽快做出诊断，并争分夺秒进行再灌注治疗，包括经皮冠状动脉介入治疗和溶栓治疗。

（2）药物治疗：心肌梗死后需要扩血管、抗血栓、调脂稳定斑块、降低心肌氧耗、抑制心肌重塑、防治心力衰竭等治疗，如有并发症，还要及时治疗并发症。

误区解读

心肌梗死不需要康复治疗

有些患者出院后就以为万事大吉，大吃大喝，不管不顾，生活习惯又回到从前；有的患者经过抢救被吓坏了，生活谨小慎微，不敢活动，这些做法都是不合适的。急性心肌梗死患者，在医院度过了急性期后，身心受到的伤害，需要康复。如果病情平稳、无并发症，可以回家进行康复治疗。通过康复治疗，改善心功能，减少心血管事件，恢复受伤害的身心，提高生活质量，延长寿命。康复治疗主要有以下几点。

（1）按时服药，定期复诊；避免误听误信，避免随意停药和换药。

（2）避免情绪激动和过度劳累。

（3）戒烟限酒、避免吃得过饱，保持大便通畅。

（4）坚持合理适当的体育锻炼。

心肌梗死发生 1~2 个月后，应促进体力恢复，增加心脏侧支循环，改善心肌功能，减少复发及危险因素，要注意以下几点。①选择适宜的运动方式和方法。在医生的指导下，根据病情轻重、体质强弱、年龄大小、个人爱好等，选择能够坚持的项目，如步行、打太极拳、做健身操或八段锦等。②掌握好运动量。运动量必须与医生协商决定，运动量过小，起不到应有作用；过大则可能有害。运动中若有心前区不适发作，应立即终止运动。③运动量增加要循序渐进，尤其出院早期运动量一定要适当，根据体力恢复状态及心功能情况逐步增加运动量。需要再次强调的是，心肌梗死后，每个患者的情况都不相同，运动康复必须个体化，必须在医生指导下进行。

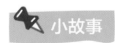 **心脏支架的故事**

要说起支架，就要从冠状动脉造影开始说起。1929 年，德国医生 Forssmann 亲手将一根 65 厘米长的导尿管从自己的左肘前静脉插入了右心房（他亲手操作自己的手术），并拍下了医学史上第一张心导管胸片。他用自己的身体证明，在理论上不需要通过外科手术，就可以研究病变心脏的结构和功能，进而做出更精确的诊断。

1958 年，美国 Sones 医生无意中将 30 毫升造影剂注入患者右

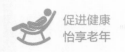
冠状动脉，非常清晰地看见了患者的冠状动脉结构，开启冠状动脉造影技术。

1977 年一位名叫安德烈亚斯·格林特茨格（Andreas Gruentzig）的传奇医生，自制了一个微型的球囊用于冠状动脉的扩张，进行了首次成功的经皮冠状动脉成形术。但在移除球囊后，血管弹性回缩往往使得冠脉再次狭窄，同时扩张球囊时常引起内皮剥脱，进而使得血小板与内皮下基质接触聚集，引起急性冠脉栓塞。

1978 年，格林特茨格在新奥尔良演讲时，介绍了自己的相关研究。听众里面也有个医生朱利奥·帕尔马兹，听完回来后他的大脑产生了一个想法，既然梗死这么容易复发，为何不在球囊扩张血管通道后留下一个支架以保持血管扩张呢。

产生想法后，他马上付诸行动。在自己的车库里，用各种金属研究材料和结构。有一天受到一款金属车床的启发，这个车床具有交错的开口结构，从压缩状态可以恢复成正常的扩张状态。朱利奥·帕尔马兹采用了这个结构发明了第一个心脏支架。心脏支架从发明到现在，经历了金属支架、药物涂层支架、生物可吸收支架的研制历程，拯救了千千万万人。

（齐海梅）

（二）急诊室里关乎生命的等待
——小小"肌钙蛋白"功劳大

李阿姨早晨锻炼后觉得上腹部不舒服，有一点儿恶心，还觉得有些胸闷憋气。医生问过病史，看过心电图和血液检查单后表示，虽然她目前检查结果大部分正常，但是有高血脂多年，控制不佳，症状提示的心脏问题不能完全排除，建议李阿姨在急诊观察 3 个小时后再复查。

在 3 个小时的等待中，李阿姨虽然觉得腹痛并不明显，但疼痛的部位在向上移，肩背部也有一些丝丝拉拉的隐痛，胸闷憋气的症状发作越发频繁，每次发作时间加长，还出了好多汗。

3 个小时后，复查的心电图 ST 段有压低迹象，之前正常的肌钙蛋白水平已经升高了数倍，超过了正常上限值，必须马上做急诊心脏支架介入手术。手术中发现李阿姨一根主要的心脏血管狭窄 85%，一枚救命的支架置入到位后，血流逐渐恢复，心脏血管内的"定时炸弹"被精确清除。

急诊室里"等待"的意义被重新诠释。

 小课堂

什么是非 ST 段抬高心肌梗死

临床上将急性心肌梗死分为心电图有明显 ST 段抬高的急性 ST 段抬高心肌梗死和心电图没有 ST 段抬高变化的急性非 ST 段抬高心肌梗死。两种急性心肌梗死虽然表现不完全相同，但是危害完全相同，不及时治疗都有可能危及生命。急性 ST 段抬高心肌梗死非常容易诊断，医生根据心电图上明显的 ST 段抬高即可诊断，会马上进行急诊介入治疗或者溶栓治疗。而急性非 ST 段抬高心肌梗死的心电图 ST 段并不抬高，极具隐蔽性，极易误诊、漏诊。从发病率上看，急性非 ST 段抬高心肌梗死甚至略多于急性 ST 段抬高心肌梗死，因此更值得引起重视。

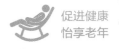
 知识扩展

临床上如何诊断急性非 ST 段抬高心肌梗死

诊断急性非 ST 段抬高心肌梗死，虽然心电图没有 ST 段抬高的特征性变化，但也要根据心电图的动态变化，比如 ST 段的压低、T 波的异常、ST-T 改变后短暂恢复正常等改变作为参考。此外，检测血液中肌钙蛋白的水平是非常重要的。如果肌钙蛋白水平在短时间（数小时）内发生显著的变化，超过正常参考值上限，再结合患者的心电图、缺血的症状或者超声心动图等结果就可以诊断为急性心肌梗死了。

 误区解读

只要肌钙蛋白升高就说明有急性心肌梗死

心肌肌钙蛋白是心肌细胞独有的标志物，因此当急性心肌梗死发生时，心肌细胞因缺血而坏死，心肌细胞的肌钙蛋白被释放到血液中，血液中的肌钙蛋白水平会明显升高，它升高的水平与心肌细胞坏死的程度是一致的。但是，急性心肌梗死只是导致心肌细胞坏死的一种原因，还有许多原因可以导致心肌细胞的损伤或坏死。例如，心力衰竭、心肌炎、心律失常等心脏疾病都会导致肌钙蛋白的升高，甚至一些治疗肿瘤的化疗药物具有心脏毒性，也会损伤心肌细胞，导致肌钙蛋白水平升高。因此，肌钙蛋白升高并不是诊断急性心肌梗死的唯一标准，还要结合心电图、症状，以及影像学检查。

（蔺亚晖　周　洲）

（三）老年人心脏血管堵了，都需要做支架吗——关于冠心病与冠状动脉侧支循环

老李今年 65 岁了，身为退役军人的他，多年来坚持每日锻炼，经常参加慢跑、游泳、爬山等活动。近日，老李在单位组织的退休干部体检时发现存在"动脉粥样硬化"，入院完善检查，心脏超声显示心脏不大，但冠状动脉 CT 血管成像后发现冠脉"三支病变"，于是被诊断为"冠心病"。老李打听到冠心病需要做心脏支架，但他从未发现自己出现过胸闷、气促、心绞痛等冠心病的症状表现。拿着报告去找医生的路上，他不禁疑惑，他这样的情况需要做心脏支架吗？

 小课堂

1. 动脉粥样硬化与冠心病

冠心病，全称是冠状动脉粥样硬化性心脏病，指给心脏组织提供营养的冠状动脉发生粥样硬化，使得管腔变窄或被完全堵住，导致心肌缺血缺氧或坏死，是常见的心血管疾病。已知的危险因素包括高龄、男性、血脂异常、高血压、糖尿病与糖耐量异常、肥胖、吸烟、高酒精摄入量、遗传等，性格脾气暴躁、进取心和竞争性强的人更容易得冠心病。目前，冠心病仍然没有根治的手段，但积极的治疗能有效地预防猝死等严重并发症的发生，提升患者的生活质量、延长寿命。

但正如案例中的老李，部分患者即便冠脉发生严重狭窄或者闭塞，也几乎没有缺血症状，这与冠脉本身的代偿机制——侧支循环有关。

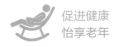

促进健康 怡享老年

2. 何为冠脉侧支循环

侧支循环一般是指一些隐藏于现有主干血管之间的"预备军"，当主干血管阻塞时，起源于阻塞处上游或其他阻塞血管的侧支血管成熟开放，为阻塞血管的下游心肌供血。

我们可以假设冠状动脉为道路宽敞的"主干道公路"，正常情况下车辆畅行无阻。当发生动脉狭窄或者闭塞时，这条"冠脉大路"就因前方"正在施工"而导致车辆只能被迫减速绕行，甚至是突发严重的"追尾事件"导致整条公路陷入瘫痪。而侧支循环就像是在主干道周围的众多支路，它们数量多且窄，一般情况下车辆不从此过，但当"冠脉大路"车流缓慢或完全瘫痪，车辆便可通过众多的"侧支支路"绕过拥堵路段，成功到达目的地。

由此，我们不难理解，存在良好冠脉侧支循环的患者，即便发生冠脉的狭窄或闭塞，发达的侧支循环网络也能够极大地缓解心肌的供血压力，继续为对应的心肌提供营养，因此良好侧支循环的患者若无心脏缺血症状，经综合评估后无须进行"心脏支架"手术治疗。

虽然95%的严重冠心病患者都会开放侧支血管，但侧支循环良好者仅占10%，其余患者的"侧支支路"并不足以明显缓解"冠脉大路"的拥堵问题。

3. 如何建立良好的冠脉侧支循环

"修建道路有工期"，建立良好的冠脉侧支循环同样需要时间。虽然目前仍缺乏有效且可安全应用于临床的药物干预手段，但良好的侧支循环可以通过更简单的方式得到，这个方式即有氧运动。

长期坚持中等强度的有氧运动能有效改善心肺功能，切应力是冠脉侧支循环形成的重要影响因素，在运动时，冠脉血流增快，使得血管内皮细胞表面的切应力增高，进而促进侧支血管的形成。有研究表明，冠心病患者通过运动康复锻炼，3个月后冠脉侧支血流可明显升高。同时，合理的有氧运动同样有助于改善高血脂等代谢异常状态，有助于减少内脏脂肪从而降低各类心血管疾病发病风险，可谓是益处良多。一般来说，长期坚持每周3~5次，总时长达150分钟的中等强度的有氧运动（如慢跑、爬山等）即可获益；对于已经存在多种基础疾病、身体生理功能衰退的患者或老年人而言，走路锻炼相对更加安全；因个体存在差异，可到医院完善运动耐量相关的检查，在医生的指导建议下制订合理可行的运动方案。

此外，体外心脏震波技术通过对缺血的心肌施加低能量的震波刺激，可提高切应力促使局部血管新生来建立良好侧支循环。同时，存在高血压、高血糖、高同型半胱氨酸血症、慢性肾病等基础疾病的患者往往侧支循环建立比较差，积极治疗此类代谢性疾病同样有助于形成良好的侧支循环。

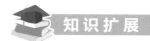 知识扩展

如何评估冠脉侧支循环

对冠脉侧支循环的评估包括形态评估与功能评估。目前，超声心动图、CT血管成像、磁共振血管成像等无创手段对冠脉侧支循环的评估能力有限，最常用的形态评估方法仍是冠状动脉造影后作分级。此外，可通过实时心肌造影超声心动图测量冠脉侧支血流指数作为冠脉侧支循环的功能评估手段。

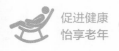

 误区解读

1. 侧支循环形成良好的冠心病患者不需要置入心脏支架

侧支循环良好的患者对心肌缺血的耐受性更强，但并不表示能够完全免受因冠心病造成的慢性缺血的影响，同样也存在突发心肌梗死的风险。因此，是否选择心脏支架置入，仍应基于医生的判断、患者个体的身体及经济状况、医疗条件等，制订综合性的治疗方案。

2. 做完支架就一劳永逸了，不需要终身服药

做完支架仍需要终身服药。冠心病目前仍无根治手段，无论是心脏支架置入还是良好侧支的开放，如若不对动脉粥样硬化加以防范，重新开通的"冠脉大路"和"侧支支路"仍有狭窄或闭塞的风险。因此，相应的康复及药物治疗仍需进行，同时也要继续处理患者已有的其他基础疾病，应定期复查随访。

（柏勇平　傅荻寒）

（四）救命药，别乱吃
——心绞痛患者正确使用硝酸甘油

张叔叔今年 57 岁，最近他总感觉心脏有点儿不舒服，想去医院看看。邻居老李听了，推荐他用硝酸甘油。他说这药特别管用，他有冠心病，每次发作，吃 1 片，5 分钟就好了。听了老李的话，张叔叔也去买了一瓶硝酸甘油，每天带在身上，以防万一。某天，张叔叔在公园散步，突然感觉胸口剧痛，他掏出口袋里的硝酸甘油吃了 1 片，症状没有明显减轻，就又吃了 3 片，结果倒在地上失去了意识，再次醒来已经在医院里了。

硝酸甘油明明是急救药，怎么成了"致命药"？

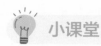 小课堂

1. 什么是硝酸甘油

硝酸甘油是防治心绞痛最常用的药物，它具有起效快、疗效好、使用方便和经济实惠等优点。

2. 硝酸甘油可以缓解心绞痛

硝酸甘油能够释放一氧化氮，调节血管平滑肌收缩状态，扩张动脉、静脉，降低心脏的血容量。它还可以扩张心脏的冠状动脉，增加侧支循环，改善缺血心肌的供血，保护缺血的心肌细胞、减轻缺血损伤。

硝酸甘油并不是万能药，它可以缓解心肌缺血导致的心绞痛，但对其他心脏病不一定起效，比如急性心肌梗死的患者，冠脉血管完全被血栓堵住，此时硝酸甘油不仅无法缓解症状，过量服用还会使血压下降，加重心肌的缺血情况，导致晕厥、休克，张叔叔就属于这种情况。

3. 硝酸甘油须舌下含服

硝酸甘油片剂最为常用，正确的服用方式为舌下含服，舌下的血液供应十分丰富，使得硝酸甘油极容易吸收，能够逃避肝脏代谢而直接入血，这样服用药效好、起效快。

如果吞服，进入人体的药物会通过肝脏代谢，肝脏会使硝酸甘油的药效大大降低。

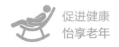
成人一次用 0.25 ~ 0.50 毫克（1 片）舌下含服。每 5 分钟可再用 1 片，直至疼痛缓解。如果 15 分钟内总量达 3 片后疼痛仍持续存在，应马上就医。在活动或大便之前 5 ~ 10 分钟预防性使用，可避免诱发心绞痛。

4. 硝酸甘油的适应证和禁忌证

（1）适应证：硝酸甘油适用于冠心病心绞痛的治疗及预防，也可用于降低血压，治疗充血性心力衰竭。

（2）禁忌证：禁用于伴有严重低血压及心动过速的心肌梗死早期、严重贫血、青光眼、梗阻性肥厚型心肌病、颅内压增高和已知对硝酸甘油过敏的患者，还禁用于使用枸橼酸西地那非的患者。

知识扩展

1. 硝酸甘油使用的注意事项

片剂只能舌下含服，不能吞服。服药应尽量使用可有效缓解急性心绞痛的最小剂量，以避免过量导致的药物耐受。

小剂量即可能发生严重低血压，患者应尽可能地坐着服药，以防因头晕而摔倒，血压低的患者应谨慎使用。

引发低血压时，还可能合并产生反常性心动过缓和心绞痛加重。

如果出现视物模糊或口干，应立即停药。服药剂量过大可能会引起剧烈头痛。

2. 硝酸甘油的制品分类该如何选择

硝酸甘油分为硝酸甘油喷雾剂、硝酸甘油片、硝酸甘油贴片、硝酸甘油软膏、硝酸甘油注射液。

建议首选舌下含服（片）或口腔内喷雾类，若在 5 分钟后症状没有好转，可以追加剂量；若连续使用 2 次仍然不能缓解，应尽快到医院就诊。

3. 硝酸甘油片该如何存放

硝酸甘油片应遮光、密封，在阴凉处保存，夏天可放冰箱保存。有效期一般为 2 年。但由于硝酸甘油怕高温、怕湿、怕光的特性，一旦开封极易分解，使药效降低，因此不论有没有过期，开封后 6 个月都需要更换。

 误区解读

1. 硝酸甘油的用量越多越好

由于硝酸甘油在舒张血管的同时也会使血压下降，可能会导致心率加快和心脏收缩力加强，过量服用反倒会导致心绞痛加重。因此需要合理控制硝酸甘油的用量。

2. 硝酸甘油和速效救心丸是一回事儿

硝酸甘油是西药；速效救心丸是中成药，主要成分为川芎、冰片。硝酸甘油通常用于冠心病患者心绞痛的急性发作，5 分钟以内可见效。速效救心丸通常给有过心绞痛的人群以及潜在的高危人群使用。如果是为了预防心绞痛而长期使用，推荐速效救心丸；速效救心丸要随身携带，出现心绞痛先兆症状时，立即使用；还有出现严重低血压或心动过速时，建议使用速效救心丸。不建议两药同时服用。

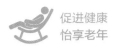
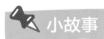 小故事　　硝酸甘油的前世今生

19世纪下半叶，瑞典的化学家阿尔弗雷德·贝恩哈德·诺贝尔（Alfred Bernhard Nobel，1833—1896）发明了可控的硝酸甘油炸药，从此修路、采矿对人类不再是困难的事情。诺贝尔因此成为百万富翁，但炸药更多被用在战争中令他伤心不已。他一生未娶，临死前立下遗嘱，用巨额遗产创立了当今世界上最著名的科学奖项——诺贝尔奖。

炸药如何成为治疗心绞痛的良药，有很多版本的传说。

一种传说是"周末猝死"。炸药工厂接连发生工人周末在家时猝死的怪事，硝酸甘油被列为头号"嫌疑犯"。另外一种传说叫"奇怪的周一病"。在炸药工厂，工人周末度完假周一返回工厂时，他们会感到脸上发烫，伴有严重的头痛。随后科学家们的调查发现，硝酸甘油可以扩张血管，工人们暴露在充盈着大量硝酸甘油粉尘颗粒的环境中，血管就会舒张，可以改善冠心病患者的心肌供血，也会造成脑血管扩张、头痛。

硝酸甘油的这个作用立刻引起科学家们的重视，在19世纪70年代，硝酸甘油从军工厂走进了制药厂。直到今天，硝酸甘油仍是治疗心绞痛急性发作的主要药物。

诺贝尔逝世一百多年后，三位美国科学家发现硝酸甘油进入体内，经过代谢能够产生一氧化氮（NO），舒张血管平滑肌，使血管扩张，对心血管系统产生益处。硝酸甘油治疗心绞痛的作用机制终于真相大白，他们也因此获得了1998年的诺贝尔生理学或医学奖。

一百多年前设立的奖项，冥冥之中激励着后人的科研探索之心，这也算是诺贝尔与硝酸甘油的缘分吧！

（柏勇平　朱炫萌）

心慌胸闷
——老年人心律失常一定要治疗吗

　　62 岁的赵先生因为心慌、胸闷就诊于心内科，自述每当与人对话的时候，就会出现持续性的心慌，停止讲话后迅速恢复正常。医生安排了心电图检查，诊断为心律失常，致病原因可能跟神经系统有关，而非心脏病，无须紧张，吃点 β 受体拮抗剂就好了。赵先生却半信半疑：我都心律失常了，怎么能说和心脏没关系呢？

小课堂

1. 什么是心律失常

　　很多人混淆了心率和心律。心脏跳动是讲究快慢和节律的，衡量心跳的快慢指标是心率。衡量心脏跳动的节律指标包括节奏和规律两个方面，其中的节奏即"心律"。健康人的心脏跳动有节奏且整齐均匀，一旦节奏和/或规律发生变化（或快或慢、时有时无），就意味着"失常"了。心律失常是一组疾病，也是心血管疾病的重要症状之一；可单独发病，亦可与其他心血管疾病伴发。常见的心律失常包括窦性心动过速、窦性心动过缓、早搏、阵发性室上性心动过速、心房扑动、心房颤动，严重者甚至出现心室扑动、心室颤

231

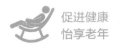
动等表现。

当发生心律失常时，心房和心室收缩程序改变，导致心输出量下降。心律失常轻重缓急大相径庭，轻者无明显症状，无须治疗，而重者可突然发作直接导致猝死，或持续影响心律。临床上心律失常的检测手段包括：心电图、动态心电图、运动试验、经食管超声心电图、心脏事件记录仪、临床心脏电生理检查等。

2. 心律失常的常见症状有哪些

轻度心律失常患者可表现为突然发生的心悸、胸痛、眩晕、心前区不适、憋闷、气急、手足发凉等，当然也有少部分心律失常患者没有任何不适，只是在做心电图检查或医生听诊的时候才被捕捉到；重度心律失常就要谨慎对待了，可发生黑矇、晕厥、抽搐等，诱发心力衰竭、心肌缺血，甚至猝死。

除上述常见症状外，还有一些特异性症状：早搏患者有心脏停搏、心脏跳到嗓子眼儿的感觉、心脏"落空感"；房颤的患者可感觉到心跳不规则、忽快忽慢，脉搏忽强忽弱；阵发性室上心动过速患者可表现为突发突止的心悸、心慌。

3. 哪些疾病可导致心律失常

除了一些遗传性基因突变会导致心律失常外，还有各种器质性心脏病，比如冠心病、心肌病、心肌炎和风湿性心脏病等也可引发心律失常，特别是当患者发生心力衰竭或急性心肌梗死时，可出现严重的心律失常。再者，部分自主神经功能失调的患者，也会偶发心律失常。

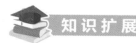

知识扩展

如何自测脉搏

取舒适体位，最好是坐位，一侧手臂放于舒适位置，腕部伸展，掌心向上。另一只手将食指、中指、无名指的指端放在桡动脉表面，压力大小以能清楚地触及脉搏为宜。一般情况下测 30 秒，将所测脉搏数值乘以 2，即为脉率。若自测脉搏不整齐，就要测量 1 分钟。平静状态下，脉搏超过 100 次 / 分，叫作心动过速；脉搏低于 60 次 / 分，属于心动过缓。

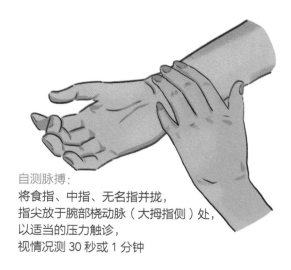

自测脉搏：
将食指、中指、无名指并拢，
指尖放于腕部桡动脉（大拇指侧）处，
以适当的压力触诊，
视情况测 30 秒或 1 分钟

自测脉搏的方法

 误区解读

1. 所有的心律失常都需要治疗

有些心律失常是无须治疗的，像在体检时发现的早搏、无症状

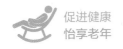
性心动过速（心室率不快的房颤、血流动力学稳定的心律失常、无不良严重后果的心律失常）等，当然具体问题还需要让专业医生判断。一般来说，检查出上述"心律失常"，医生都会再三叮嘱"不要担心、不要有顾虑"。对此患者应听医生的，"打消顾虑"，只要积极改善生活习惯就能缓解，比如少喝酒、咖啡、浓茶等刺激性饮品、劳逸结合、保证睡眠，保持情绪稳定，切忌大喜大悲。

2. 心律正常等于血压正常

心律跟血压是完全不同的概念，二者之间有联系但不能画等号。静息心率正常的人也可能会出现高血压。有些人心律不齐，但其血压很正常。不少人参加体育锻炼之后，心率加快，但血压依旧能够保持相对稳定。

3. 心跳变慢意味着心脏变弱

很多人错误地认为心跳慢是心脏弱的象征，其实有些时候却恰恰相反，像专业运动员因为训练有素，心脏功能强劲、效率高，用更少的心脏跳动次数就可以满足身体的需要。当然，一些老年人受某些心脏疾病的影响，出现心搏徐缓的情况，这个要具体情况具体分析。

4. 心律失常患者不能参加体育锻炼

对于心律失常患者而言，适度的活动与充分的休息应相辅相成。完全不运动会适得其反，因此建议适当散步、慢跑、打太极拳等。若活动中出现心跳过速、呼吸困难不适症状，应立即停止活动。若在冬季，大家活动的时候要注意保暖，避免冷刺激。

5. 通过自测脉搏就能辨别所有的心脏疾患

房颤患者的心率和脉搏往往是不对等的，比如有些时候每分钟心跳 150 次，而脉搏只有 100 次，也就是说可能发生"脉搏短绌"，因此一定要听心率；再比如早搏患者，可能摸脉的时候并不发作，即使发作也很难识别，不如 24 小时动态心电图监测准确。

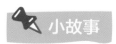 **小故事**　　"Holter"的前世今生

很多心血管病患者都背过"Holter"，也就是"动态心电监测仪"。患者在医院装上设备，背 24 小时后取下，经激光打印机打印出动态心电图报告，然后由医生分析具体的心电情况。与常规心电图只能记录几十个心动周期的静止状态波形相比，"Holter"在 24 小时内可以连续记录多达 10 万个心电信号，能够大大提高短暂性心律失常和心肌缺血发作的检出率，临床意义重大。

大家可能也会问，这么好用的"Holter"到底是谁发明的呢？

"Holter"其实是个人名，来自美国科学家诺曼·杰弗里斯·浩特（Norman Jefferis Holter），正是这位博学多才的人发明了动态心电图技术。

1933—1939 年，Holter 发现了生物磁学，证实了生物的脉冲信号可以产生磁场，并且能够发送及接收；1947—1954 年，Holter 开创了生物遥测学理论，证实长时间动态的心电信号可以经无线电远距离发射及接收，发明了无线电心电图；1954—1961 年，Holter 推动了动态心电图的问世。Holter 花费了近 30 年致力于动态心电图的研究，最终在临床实现了大规模的应用，成为继 1903 年爱因托芬发明体表心电图之后，心电图记录技术的又一创举，具有里程碑的意义。

（汪　芳）

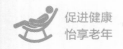
老年人气短、浮肿、乏力
——警惕可能发生了慢性心力衰竭

家住西安的张奶奶，今年 78 岁，患高血压 20 余年，血压多在 150/100mmHg 左右。但是张奶奶觉得自己年纪大了，平时也没有什么不舒服，认为只要自己能坚持锻炼、少盐饮食，就可以不用吃降压药，只有在头昏、头疼，血压很高时才偶尔吃降压药。每天早晨在公园里打打太极、遛遛弯儿，然后在菜市场买菜回家，生活过得很是自在。入秋后，气温骤降，张奶奶不小心着凉了，开始发热、咳嗽、咳痰，家人给吃了"感冒药"和降压药，体温下降了、咳嗽有所缓解，但张奶奶还是总觉得特别累、呼吸急，走一点儿路就觉得上气不接下气，爬楼梯也觉得很吃力，尿也明显少了，晚上一躺下就出现气喘、气短，不得不坐着休息，几天过去，发现两个小腿都肿了起来，家人赶紧送她去了医院。入院后经过一番检查，医生说张奶奶发生了心力衰竭，幸亏家人及时带张奶奶就诊，不然后果真的很严重。张奶奶怎么也想不通，就一个小感冒，怎么就出现心力衰竭了呢？

 小课堂 ● ● ● ● ● ● ● ● ● ● ● ● ●

1. **什么是老年慢性心力衰竭**

心脏就像提供人体血液的"泵"。如果由于心脏本身的疾病或全身其他疾病导致了这个供血泵输出的血量下降，供血不足，就会发生缺血与缺氧的症状，我们称之为心力衰竭（简称心衰）。老年人慢性心衰患者相比成年人表现不典型，更容易反复加重而入院。心衰是各种心脏疾病的严重表现或晚期阶段，降低了老年人的生活质量，大大增加了老年人的死亡率与再住院率。

2. 心衰有哪些表现，有症状时该怎么办

（1）当身体出现以下症状时，需要警惕心衰。

1）呼吸困难：心衰时静脉血液无法充分回流到心脏，残留的血液淤积在静脉里，出现肺淤血，使肺内气体交换能力下降，从而出现了组织器官的缺血缺氧，表现为呼吸困难。呼吸困难是心衰最早和最常见的症状，病情较轻者仅在重体力劳动时发生，休息后可缓解。随病情进展，逐渐出现轻度体力活动都会感到呼吸困难，严重者在休息时也感到呼吸困难，不能够平卧或需坐位休息，更甚者可发生夜间阵发性呼吸困难，患者常在睡眠中憋醒，被迫采取坐位。甚至出现持续的气短、气喘和口唇发绀。

2）乏力、运动能力下降：心衰时全身器官组织中能量物质与血氧含量下降，肌肉无法得到所需的能量，导致供需不平衡，即便是日常活动，如爬楼梯、步行购物或淋浴，都可能让心衰患者感到疲惫不堪。

3）水肿：发生心力衰竭时，由于静脉血液回流受阻，血液淤积于静脉血管内，从而出现水肿。水肿多发生于足部、下肢，卧床时发生在腰、背等部位，按压可出现凹陷，严重的患者可出现脸部及全身水肿。下肢水肿多于傍晚出现或加重，休息一夜后可减轻或消失。

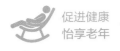

4）咳嗽和咳痰：心力衰竭患者常常由于肺淤血会出现咳嗽、咳白色黏痰或泡沫痰，严重者可表现为咳粉红色泡沫痰或血痰。很多患者常被误诊为肺部感染。

5）其他：心力衰竭患者还可表现为食欲不振、腹胀、肝区痛、失眠、心慌等非特异症状。严重者还可出现嗜睡、眩晕、眼前发黑、意识丧失、抽搐等症状。

（2）出现症状该怎么办：当老年人出现气短、浮肿、乏力等表现时，须注意是否有高血压、冠心病等基础疾病的加重，需要尽快去医院看医生，通过做心电图、胸片、利钠肽水平检测和超声心动图（首选）等检查，判断是否发生心力衰竭。同时，需要进行老年相关综合征的评估，积极预防心力衰竭的诱发因素、避免加重病因与合并疾病发作，最后制订长期合理的治疗方案并定期随诊。

3. 为什么会出现心力衰竭

老年人心力衰竭的发生可能与心肌的炎症、缺血、淀粉样变，高血压、心脏瓣膜钙化、狭窄与关闭不全，房颤、早搏、心动过缓等相关。常伴有冠心病、高血压、糖尿病等其他疾病。随着年龄增加，老年人的心脏本身也会老化，心肌细胞变大、收缩无力、心肌纤维组织变硬，指挥心肌细胞收缩的传导系统延迟，这些因素都是心衰发生的重要基础问题。

4. 心衰有哪些危害

心衰会给全身带来不良影响，使肾血管灌注不足导致肾功能异常，肝脏长期处于淤血缺氧的状态可致心源性肝硬化，肺部淤血可增加呼吸道感染的机会，长期卧床的患者下肢静脉易形成血栓。心衰早期还会影响患者的工作、社交，引起抑郁、焦虑等负面情绪，症状严重限制患者的日常活动，影响生活质量。心衰晚期大大增加了患者的再住院率与死亡的风险。

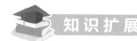

知识扩展

心衰是心脏疾病逐步加重的最后阶段，如果能够早期积极治疗心脏基础疾病的发展、预防加重心衰的诱因，心衰是可防可治的。

1. 如何预防心力衰竭

任何疾病的发生都是由量变到质变的，心力衰竭的发病也符合这样的规律。因此，心衰的预防十分重要，以下三项需要注意。

（1）健康的生活方式：如规律生活、适当运动、健康饮食、禁烟限酒、保持良好的心态，积极参与各种有益的社会活动都是重要的基础保健。

（2）纠正心血管疾病危险因素：对高血压、动脉粥样硬化、糖尿病、高脂血症、高尿酸血症等心血管疾病危险因素，需要尽早发现、尽早治疗、尽早达标。定期门诊随诊，由医生根据患者近期状况进行个体化治疗调整。一般至少每个月一次。这些因素控制得好，可以延缓心血管疾病的发生。

（3）积极治疗心脏基础疾病、预防心衰发生：已经患有高血压、冠心病、慢性阻塞性肺疾病等引起心衰的基础疾病，需要积极治疗。同时，应加强自我管理，清淡饮食、多食新鲜蔬菜水果及蛋白质类，控制食盐的摄入量。适当的体力活动；戒烟、戒酒；保持心态平衡和良好的情绪，同时还要保证充足的睡眠。

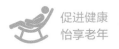
2. 如何治疗心力衰竭

《老年人慢性心力衰竭诊治中国专家共识（2021）》提到，利尿剂仍是心力衰竭治疗的基石之一。除此之外，心内科医生所说的ACEI／血管紧张素受体拮抗剂（ARB）／血管紧张素受体 - 脑啡肽酶抑制剂（ARNI）类药物、β受体阻滞剂类药物、醛固酮受体拮抗剂（MRA）类药物和钠葡萄糖共转运蛋白2（SGLT-2）抑制剂类药物，是慢性心力衰竭药物治疗的"四驾马车"，它们具有减轻心脏重构、预防猝死的作用，可以延缓心脏的进一步扩大，减少因心衰住院的人数，降低心衰死亡率。

 误区解读

只要平时注意预防感冒，就不会发生心衰

一般认为，有心脏基础疾病的患者，受到增加心脏负荷的因素影响可能诱发心衰，常见的诱因包括：上呼吸道等感染后（最常见）、急性心绞痛发作、快速／缓慢心律失常、血压波动、钠盐摄入过多、输液输血过快和／或过多、情绪激动，以及一些影响心肌收缩力的药物和引起水钠潴留的药物等均可诱发心衰。因此，在平时的生活中，预防感冒只是预防心衰的一个重要方面，还应注意其他多方面的预防。

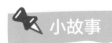 **心脏移植的历史**

在心力衰竭的终末期，此时多数的医疗手段都已回天乏术，心

脏移植术成为医生手里的最后一张"王牌"。现代医学的发展进程中，心脏移植是现有器官移植中最迟被攻克下来的"堡垒"之一，凝聚了一代又一代医学科学家的智慧和辛勤付出。心脏移植通俗地讲就是换一个心脏，用一个健康的心脏替换患者身上衰竭的心脏。早在 20 世纪初期，医学科学家即开始了对心脏移植的研究工作；20 世纪 30 年代成功建立了一系列动物心脏移植模型；60 年代，科学家用深低温保护供心技术，解决了长途运输问题。

1967 年 12 月，南非的克里斯蒂安·巴纳德（Christiaan Barnard）医生成功施行人类第一例同种异体原位心脏移植术，这是人类心脏移植史的里程碑，标志着心脏移植开始正式应用于临床。但此后相当长的一段时间内，由于排斥反应和术后感染等问题没有得到很好的解决，心脏移植同其他大器官移植一样，移植效果不佳，发展受到了很大的限制。直到 20 世纪 80 年代，由于环孢素等免疫抑制药物的诞生，为器官移植开辟了一个新的时代。同时，由于心肌保护技术的改进，外科技术的提高，使心脏移植术日趋完善，手术成功率和远期生存率得到了大幅度的提高。

过去十年间，新的基因编辑和克隆技术加速了器官移植的研究进展。科学家相信，新技术将引领医学持续进步，患者将不再面临可移植器官短缺的局面。

（王晓明　侯莉明）

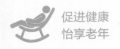

促进健康
怡享老年

体检报告退行性心脏瓣膜病变就要静养吗
——如何处理

老张身体一直都非常好，退休后也经常和老同事们结伴到处旅游，平时还坚持爬山等运动，没有特别不适的感觉。他每年参加单位组织的年度体检，随着年龄的增加开始出现血脂异常、尿酸偏高等小问题，其他检测基本正常。今年是老张退休的第十个年头，月初又是单位年度体检时间，体检报告显示之前就有轻度异常的血脂尿酸，心脏超声检查也发现老年人退行性心脏瓣膜改变伴二尖瓣轻度关闭不全。看到这个结果，老张就到网站上查找老年人退行性心脏瓣膜病变的相关信息。不查还啥事儿都没有，一查吓得老张一连几天都待在家里，不敢坚持早上运动，也取消了和老同事们一起出行旅游的计划。老年人退行性心脏瓣膜改变是怎么回事儿？还能不能坚持日常运动？

 小课堂 ● ● ● ● ● ● ● ● ● ● ● ● ● ●

1. 什么是心脏瓣膜

心脏就像一个泵，为了保证心脏泵血工作的顺利完成，心脏除了收缩有力的心肌外，还有左心房与左心室之间的二尖瓣、左心室与主动脉之间的主动脉瓣、右心房与右心室之间的三尖瓣以及右心室与肺动脉之间的肺动脉瓣，这四组瓣膜就像四扇单向开闭的门，

242

保证在心脏泵血时血液只能向着一个方向流动，不会出现反方向的流动。

2. 老年退行性心脏瓣膜病

正常人的心率是 60～100 次 / 分，心脏瓣膜随每次心跳的完成开闭 1 次，按每分钟心率 75 次计算每天就要开闭 10 万次，我们人的心脏瓣膜在一生中的工作强度多么大可想而知。一个人步入老年阶段后，一生中长期经受血流不断冲击及机械应力作用的瓣膜就会出现磨损破坏等情况，出现不同程度的心瓣膜退行性病变及纤维化。有些人还可能伴随不同程度的钙化出现，或多或少影响瓣膜的开放和关闭的功能，但瓣膜钙化的确切病因还不完全清楚。老年退行性心脏瓣膜病的发生，常见瓣膜打开不完全（狭窄）或关闭时不严实（关闭不全）两种结果。早期改变一般不会出现明显的不舒服，只有到了改变比较明显时才会出现心悸、疲劳、乏力等症状，活动的时候症状可能明显加重。

3. 心脏瓣膜退行性改变的检查

随着我国经济社会发展水平的不断提高，心脏超声已经逐步成为各个单位年度检查的常规项目。超声检查能够对是否存在瓣膜功能异常、钙化、活动度、厚度进行直接观察，同时还能够对心脏内部血流动力学改变以及心内结构进行测量，具有较高的临床诊断准确率和检出率。

4. 出现心脏瓣膜退行性改变后还能运动或出行吗

早期心脏瓣膜退行性改变并不会影响心脏的泵血功能，只是形态改变而已。这种情况下可以视同健康老年人，只要坚持每年定期体检，日常生活没有任何影响。

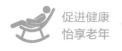
 知识扩展

1. 有了哪些症状或者表现需要及时就医

（1）年度体检出现瓣膜改变进一步加重。

（2）短期内出现活动时心悸、气短或活动后乏力，而活动量较既往并没有显著增加甚至降低，这可能是心功能变差的常见表现。

（3）夜间出现憋醒，需要坐起来喘一会儿气才舒服，逐渐喜欢垫高枕头睡觉，这也是心功能出现变化的常见表现。如果出现这些症状，就要及时到医院就诊。

2. 确诊心脏瓣膜退行性改变，有哪些治疗手段

心脏瓣膜轻微退行性改变不需要特别处理，如果出现比较明显的结构改变就需要采取一些预防性措施，预防瓣膜改变的进一步加重，包括适当减少运动量、避免较重的体力活动以及使用适量药物等措施。

如果改变进一步加重，心脏超声检查出现有心房或心室变大等结构性改变，或出现活动时心悸气短等症状时，就需要治疗了。具体治疗的方案包括：药物治疗、经皮微创介入治疗及外科开胸治疗等手段。治疗需要去专科医院找专科医生，进行专业咨询和处理。

 误区解读

心脏瓣膜退行性改变一定是疾病

这个理念不完全正确。人都会变老，这是自然规律，只有变老

的速度与我们年龄不相符或是心脏已经出现一些代偿性改变，例如年龄在 60～70 岁的老年人就出现心脏瓣环或瓣膜明显改变，心脏检查开始出现瓣膜变厚、变大等现象时，就意味着超出正常老化的范畴，需要尽早到医院就诊。

（林展翼）

腿脚发凉、发麻
——老年人须警惕下肢动脉硬化闭塞症

老赵是一位老烟民，时常烟不离手。近年来，老赵总感觉自己腿脚发凉、发麻，血压、血糖也不好，但他并没当回事儿。直到最近，他总是觉得走路吃力，还发现自己的左侧小腿有点儿皮肤溃烂。起初以为只是小事情，也没有引起重视。时间一长，溃烂处的皮肤不仅未见好转，反而范围越来越大，而且疼痛难忍。他这才着急起来，一检查，才发现老赵下肢动脉多发管腔闭塞，医生建议手术治疗，老赵很是不解，自己的腿怎么变成了这个样子？

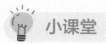 小课堂

下肢动脉硬化闭塞症是指动脉粥样硬化累及供应下肢的大、中型动脉，导致动脉狭窄或闭塞，肢体出现供血功能不足表现的慢性动脉疾病。多发生于 50 岁以上人群。随着社会整体生活水平提高和人口老龄化，本病发病率有升高趋势。

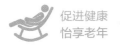
1. 什么是下肢动脉硬化闭塞症

下肢动脉硬化闭塞症是全身动脉硬化在下肢的表现，斑块附着于动脉管壁，突起于动脉管腔，随着斑块不断扩大和继发血栓的形成，动脉逐渐变得狭窄，血液流速减慢，血流量减少。当狭窄到一定程度，甚至形成管腔闭塞时，可因供血不足导致下肢发凉、麻木，腿部肌肉痉挛，运动后甚至休息时下肢酸痛等症状。动脉血管就像是人体的"供水管道"，时间长了积攒下来的"水垢"堵塞了"水管"，影响了水流。

2. 下肢动脉硬化闭塞症的高危因素

下肢动脉硬化闭塞症的高危因素很多，如糖尿病、高血压、高脂血症、高同型半胱氨酸血症、抽烟、生活不规律等。

3. 下肢动脉硬化闭塞症的临床表现

下肢动脉硬化闭塞症的主要临床表现根据闭塞程度不同而变化。

轻者可以无症状或症状轻微，主要包括患肢怕冷、肢端感觉异常、行走易疲劳等。

严重一些的患者，可出现间歇性跛行，这是下肢动脉硬化闭塞症的特征性表现，是指行走过程中出现小腿疼痛，被迫停下休息一段时间后，疼痛缓解才可继续行走的症状。

随着病变进展，还可能出现静息痛（即休息时疼痛），这标志着患者出现了严重的肢体缺血，需要进行治疗。

更严重者，患者动脉严重闭塞且侧支循环不佳，或并发动脉血栓形成。导致皮肤破损渗液，甚至出现难以愈合的溃疡或者大面积坏死，并发感染者，可能全身中毒和肾功能受损，伴有剧痛。此病危害较大，相当一部分患者最终面临截肢致残，甚至危及生命。具有高危因素的中老年人群，需要引起高度警惕。

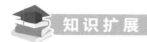 知识扩展

1. 生活习惯干预

我们要知道下肢动脉硬化闭塞症的高危因素，针对这些危险因素，采取必要的预防措施。因此，戒烟是首要的预防措施；对于有基础疾病的患者，应进行合理的治疗，将血压、血糖、血脂控制在正常范围内，减少对血管的损伤；积极地投身健康的生活方式，如低脂低盐饮食，多吃新鲜蔬菜；注意保暖，避免着凉等；同时，适量加强双下肢的活动，以加快血液流速，减缓动脉硬化的发生。

2. 医疗干预

对于已经发生的动脉硬化，其实也并不必恐惧，采取相应的药物进行干预和预防，稳定病变、稳定斑块，防止突发事件（如急性血栓栓塞）的发生。

药物干预主要包括抗血小板药物和他汀类药物。无禁忌证的下肢动脉硬化闭塞症患者均应进行抗血小板药物治疗，主要药物有阿司匹林、氯吡格雷、小剂量利伐沙班等。

如果下肢动脉硬化闭塞症进一步发展，也就是出现了严重影响生活质量的间歇性跛行、静息痛甚至溃疡坏疽，或者出现了急性血管事件，如急性血栓形成或栓塞，直接威胁肢体存活，需要进行外科治疗。

随着科学技术的不断提高，下肢动脉硬化闭塞症的积极外科治

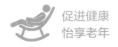
疗方式也得到了快速的发展。目前，外科治疗方法包括：①血管旁路移植术，也就是架桥手术。绕开原来的闭塞血管段，利用人工血管或者自体的静脉血管，在旁边重新铺设一条"通路"，保证血液供应。②动脉内膜剥脱术。将血管内增生、阻塞管腔的斑块取出，彻底清理管腔，恢复血液供应。③取栓手术。切开阻塞的血管，取出血栓，恢复血液供应。④微创腔内介入治疗手段。

腔内介入治疗，目前已成为国内外公认的治疗下肢动脉硬化的首选方法。它具有创伤小、术后恢复快、并发症少等优点，为一些高危患者，尤其是不能承受手术打击的患者，提供了得到医疗救治的机会。

 误区解读

小腿经常抽筋的原因只有缺钙

许多情况下大家习惯性将腿抽筋与钙的缺失联系在一起，可是有的人脚抽筋却可能是比较严重疾病的信号。当各种原因造成下肢血供减少时，人体生成的代谢产物不能及时被血液运走，积蓄达到一定浓度时，会引发刺激性牵张反射而造成小腿抽筋；如果不加以干预，时间长了可能会导致下肢皮肤破溃、肌肉萎缩，乃至截肢的严重后果。

（李志超　李拥军）

血脂正常可以停药吗
——降脂治疗因人而异

老张今年 76 岁，一直以来身体都很健康，就没有定期常规体检，5 年前突发心肌梗死，还好当时及时送到医院，在心脏里面放了两个支架，保住了老张的命。住院时发现血脂偏高，出院后在医生的指导下开始口服药物降脂治疗。最近两年定期体检发现血脂相关指标已经在正常范围了，老张很开心，邻居老李和他说："你血脂都不高了，还吃什么降脂药啊！你看我，我的指标比你的都高，我都没有吃药。"老张听了老李的话，很困惑："我指标都正常了，还需要继续吃药吗？"

 小课堂 ● ● ● ● ● ● ● ● ● ● ● ● ● ●

1. 什么是高脂血症

高脂血症，常被称为高血脂，是我们俗称的"三高"之一，在医学上又被称为血脂异常，通常是指血浆中甘油三酯（TG）和／或总胆固醇（TC）升高，同时也包括低密度脂蛋白胆固醇（LDL-C）升高和高密度脂蛋白胆固醇（HDL-C）降低。

2. 什么样的人容易得高脂血症

高脂血症常见于以下几类人群。

（1）饮食不合理者，比如长期的大鱼大肉、高脂肪、高胆固醇、高糖饮食的人。

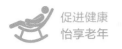
（2）肥胖的人，其中腹型肥胖的人患病率更高。

（3）长期吸烟、酗酒、不爱运动的人。

（4）生活不规律，情绪容易激动、精神长期紧张的人。

（5）有高血脂家族史的。

（6）绝经后妇女。

（7）患有易导致血脂偏高的疾病（如糖尿病、高血压、肝肾疾病、皮质醇增多症等）的人。

（8）某些药物也会引起血脂偏高，如长期服用糖皮质激素等。

3. 高脂血症有什么危害

无论是甘油三酯还是胆固醇，都是人体中维持正常生命活动必不可少的成分，但如果血脂异常，就可能导致各种疾病的发生。研究表明，高脂血症与动脉粥样硬化、冠心病、脑卒中、脂肪肝、高血压、糖尿病、肥胖、痛风、胰腺炎等的发生发展密切相关。

4. 血脂检查结果怎么看

血脂是血液中胆固醇、甘油三酯和类脂的总称。在我们常规的血脂检查中主要包括胆固醇和甘油三酯两组参数，其中总胆固醇又被分为高密度脂蛋白胆固醇和低密度脂蛋白胆固醇，很多人以为血脂特指甘油三酯，这是不正确的。

虽然各个检测机构设备不一致，但以上四项常见的血脂指标正常参数区间范围基本一致。在上述指标中，低密度脂蛋白胆固醇最为重要，低密度脂蛋白胆固醇越高，高脂血症带来的风险就越严重，这是我们常说的"坏胆固醇"，而高密度脂蛋白胆固醇较高时则可降低这种风险，所以它也被称为"好胆固醇"。因此，降低低密度脂蛋白胆固醇水平是防治动脉粥样硬化性心脑血管疾病最重要的策略之一。

血脂常规检查的参考区间

项目名称	参考区间 /（毫摩尔·升$^{-1}$）
甘油三酯（TG）	0 ~ 1.70
总胆固醇（TC）	0 ~ 5.20
高密度脂蛋白胆固醇（HDL-C）	1.04 ~ 1.55
低密度脂蛋白胆固醇（LDL-C）	0 ~ 3.37

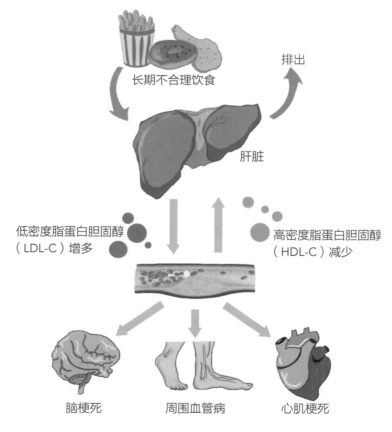

血脂在体内的代谢

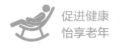
 知识扩展

1. 得了高脂血症如何治疗

　　检查出血脂偏高的患者根据动脉粥样硬化性心血管疾病的风险进行分层，治疗包括生活方式的干预和药物治疗。

　　生活方式的干预方法具体如下。

　　（1）戒烟、限酒、限盐，减少油炸食品、烘烤食物、饼干、速冻比萨等食物的摄入。

　　（2）多摄入含不饱和脂肪酸的食物（各种蔬菜、菌类和豆制品等）；增加摄入蔬菜、水果、鱼类、豆类、粗粮、全谷类、坚果，及富含植物固醇、纤维的食物，常见的有助于调血脂的食物（如燕麦、绿豆、大蒜、洋葱、海带、玉米、菇类、菜花、胡萝卜、毛豆、茄子等）。

　　（3）适当减轻体重，坚持每周 5 ~ 7 天，每次 30 分钟左右的中等强度有氧代谢运动，比如快走、慢跑、爬坡、健身操等。

　　在尝试生活方式的干预之后，如果复查血脂指标仍未达标，就可以进行降脂治疗，常见的降脂药包括他汀类药物、贝特类药物、胆固醇吸收抑制剂、前蛋白转化酶枯草溶菌素 9（PCSK9）抑制剂、烟酸类药物等。

　　在服用他汀类药物期间，有些食物是应尽量避免一起服用的，如：①柚子，因其含有呋喃香豆素，会影响药物代谢，增加血药浓度从而引起药物不良反应；②酒及含酒精类饮料，因为增加肝脏代谢负担，从而影响药物代谢而加重药物不良反应；③同时还要少吃含糖量高的食物，因为他汀类药物有致新发糖尿病的风险，高糖食物会加重高脂血症及诱发 2 型糖尿病的发生。

2. 老年人血脂异常治疗的监测

对于进行生活方式治疗的老年人，应于 6 ~ 8 周复查血脂水平，达标者应继续坚持健康生活方式，3 ~ 6 个月后复查一次，若是持续达标，以后 6 ~ 12 个月复查一次。

而对于通过服用降脂药物控制血脂水平的老年人，在开始服用药物的前后 4 周分别抽血检查血脂水平、肌酶及肝肾功能等指标，服药时应监测有无肌肉酸痛、全身乏力、胃肠道不适、头痛等不良反应，长期使用应定期随诊，必要时可在医生的指导下调整治疗方案。

 误区解读

1. 血脂水平在正常范围内就可以停药了

很多人觉得只要各项血脂参数都在正常值范围内就是健康的了，就可以停药了，但这种观点是错误的。所谓的正常值是相对的，对不同人有不同要求。比如说我们前文提到的患者老张，他有心肌梗死病史，并且心脏放过支架，他的低密度脂蛋白胆固醇就要降到 1.8 毫摩尔 / 升以下（低密度脂蛋白胆固醇是我们在降脂治疗中最关注的指标）；而他的邻居老李，生活习惯良好，不吸烟、不酗酒、饮食健康，也没有脑卒中、高血压、糖尿病等病史，那他的低密度脂蛋白胆固醇只要不超过 3.4 毫摩尔 / 升即可（当然低一些会更好）。所以老张的困惑就能被解释了，降脂治疗，因人而异。

那每个人的降脂标准差别在哪儿呢？经过这么多年的探索，我们总结出了下面的表格，大家可以"对号入座"。

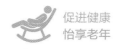

血脂异常危险分层以及目标值

危险分层	疾病或者危险因素	LDL-C 目标值 / (毫摩尔·升⁻¹)
极高危	· 动脉粥样硬化性心血管疾病*患者	< 1.8
高危	· 低密度脂蛋白胆固醇 ≥ 4.9 毫摩尔 / 升或总胆固醇 ≥ 7.2 毫摩尔 / 升 · 糖尿病患者低密度脂蛋白胆固醇 1.8 ~ 4.9 毫摩尔/升和/或总胆固醇 3.1 ~ 7.2 毫摩尔/升，且年龄 ≥ 40 岁 · 高血压 +2 项及以上危险因素**	< 2.6
中危	· 无高血压 +2 项及以上危险因素 · 高血压 +1 项危险因素	< 3.4
低危	· 无高血压 +0 ~ 1 项危险因素 · 高血压 + 无危险因素	< 3.4

注：*动脉粥样硬化性心血管疾病：急性冠脉综合征、稳定性冠心病、血运重建术后、缺血性心肌病、缺血性脑卒中、短暂性脑缺血发作、外周动脉粥样硬化病等。

**危险因素：吸烟、年龄（男性 > 45 岁、女性 > 55 岁）、HDL-C < 1.0 毫摩尔 / 升。

看过这个表格相信大家对真正的"正常范围"有了初步了解，因此不应认为血脂化验单上各项指标均在验单上"参考区间"内就不需要治疗，是否需要降脂治疗要考虑到很多因素，我们不能自行决定如何用药，以及减药、停药与否，要听从医生指导。

2. 只有胖人的血脂才会高

很多体型苗条的人，认为自己的血脂不会高，但实际上，高血脂并不是胖人的专利，就像我们前面提到的容易患有高脂血症的几类人群，不管他们高矮胖瘦，都容易出现血脂偏高的情况。

（刘　丰　邓智勇）

谨记心脏性猝死的前兆症状
——"黄金四分钟"心肺复苏

近年，有关知名人士猝死的新闻不断，让大众认识到人是有可能猝死的。猝死确实时有发生，而且往往还没有明显先兆。刚刚退休的张大爷，平时身体很硬朗，除了血压有点儿高，也没什么毛病，就是烟瘾比较大，还爱喝点儿小酒。入冬了，张大爷照常出来遛弯儿，但最近走路多了，喘得有点儿厉害，他以为是老了体力跟不上，没有当回事儿，也没跟自己孩子说。之后一天，张大爷去菜市场买菜，走路的过程中，觉得胸口憋得难受，然后突然倒在了地上。路人见了把张大爷送到医院，但没抢救过来。为什么看似健康的人会突然离世？

 小课堂 • • • • • • • • • • • • • • •

1. 什么是心源性猝死

心源性猝死是平时身体健康或貌似健康的人，短时间内（通常在症状出现后 1 小时内）因心脏原因，导致的意外死亡。根据有关报告数据，我国心血管病的发病率与致死率并不低。

2. 心源性猝死的高危人群

心源性猝死，每个人都有可能发生，大家都应该提高警惕。不一定没有心脏病的人就不会发生猝死；此外，有些人可能有心脏问题但还没被发现，猝死的危险同样存在。

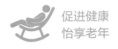

当然，有心脏基础疾病的人发生猝死的危险最高。这些基础心脏疾病主要包括心肌病、冠状动脉异常、心律失常、结构性先天性心脏病、心肌炎等。

尚未发现冠心病，但是有高血压、糖尿病、高脂血症、肥胖、吸烟等高危因素的人群，属于潜在的冠心病患者；有剧烈运动、情绪易激动、过度劳累、熬夜等诱因的人群也属于高危人群。另外，约2/3的猝死年轻人没有相关疾病的病史。因此，平时看起来健康的人，也应提高警惕。

3. 心源性猝死前有哪些前兆

中国有句古话：上医治未病，中医治欲病，下医治已病。如果能在心脏性猝死前发现征兆并及时采取有效措施，可以避免死亡以及改善患者的预后。

心脏性猝死前可能出现一些预警性的症状，包括胸闷、胸痛、心慌、呼吸不畅、头晕、大汗、不明原因的恶心呕吐等，以及不典型的心绞痛，如腹痛、牙痛、左肩部疼痛等。

据调查，46%的患者出现胸痛，常见于活动后或者压力下出现胸前区疼痛，休息后可以缓解；18%的患者出现呼吸困难，这些患者常常有心力衰竭或肺部疾病病史；10%的患者出现流感样症状；20%的患者出现腹部或其他部位的症状；5%的患者出现晕厥；5%的患者出现心悸。

4. 如何预防心源性猝死

良好的生活方式是预防心源性猝死的"法宝"。

（1）少熬夜，避免长期熬夜；此外，要认识到短期熬夜，也会对身体造成伤害。

（2）避免工作压力过大：长期从事高强度、高负荷的工作，精神高度紧张，可使血液中的儿茶酚胺持续增高，可引发局部血管斑块破裂，形成血栓。

（3）避免久坐不动：久坐不动，会减缓人体的新陈代谢速度，使血液黏稠度升高、血液循环变慢，诱发血栓，增加心肌梗死和肺栓塞等心血管疾病的发生风险。

（4）避免暴饮暴食及不运动：如果长期暴饮暴食和不爱运动，脂肪会越积越多，血管里容易形成脂质斑块，增加猝死风险。运动要适度，不要超负荷运动。

（5）戒烟、戒酒：大家都知道吸烟喝酒有害健康，对于心脏而言也一样。

（6）积极控制治疗基础疾病：例如，被诊断为肥厚型心肌病的患者需要长期服药治疗，必要时置入埋藏式除颤器；被诊断为冠心病的患者应该长期服用抗血小板药物、他汀类药物以减少心血管不良事件的发生风险。

除了生活方式的改善，普通心电图是一项既有效、又符合经济学效益的筛查手段，要定期复查心电图。

 知识扩展

心源性猝死的急救步骤

心源性猝死的直接原因是心搏骤停，当出现心搏骤停时，在4分钟内进行急救是挽救生命的"黄金四分钟"，超过10分钟后进行急救，生存机会很渺茫。当遇到心搏骤停的患者时，必须由第一

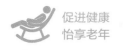

目击者在现场就开始进行心肺复苏的抢救，这样才能最大限度地挽救生命。抢救方法如下。

第一步，评估周围环境，确保现场安全。

第二步，对患者的状态进行判断。①意识：轻轻拍打双肩，耳边大声呼唤；②呼吸：观察患者胸部或腹部起伏有无喘息或异常呼吸（不超过 10 秒）；③脉搏：同时触摸颈动脉有无搏动（非医务人员无须判断）。同时，大声呼救，指定在场人员拨打"120"急救电话，无在场人员时，自己迅速拨打，并同急救中心医务人员保持有效沟通。

第三步，若患者无意识，呼吸、脉搏消失，应立即进行胸外按压和人工呼吸。按压方式：双臂伸直，一手掌紧贴患者胸壁，另一手掌重叠放在此手背上，手指交叉互握并翘起，掌根部用力。按压位置：两乳头连线中点。按压幅度和频率：胸骨下陷 5～6 厘米（成年人），每次按压后胸廓充分回弹，双手不离开胸壁，频率 100～120 次 / 分。人工呼吸：清理气道异物，仰头提颏法开放气道，一手捏鼻，嘴巴张大包紧患者嘴唇进行缓慢持续 1 秒钟吹气，吹气时余光观察患者胸廓是否微微起伏，放松捏鼻再次进行吹气。按压和通气比例为 30∶2，按压和人工呼吸 5 个循环后重新评估患者的意识、呼吸和脉搏。

第四步，若有自动体外除颤器（AED），按照 AED 操作流程（AED 设备都配有说明书，不要发愁，按步骤操作，非常简单）进行自动除颤，可大大提高急救成功率。

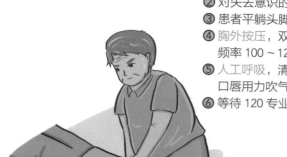

① 先判断患者是否有意识，是否有呼吸
② 对失去意识的患者保持气道畅通
③ 患者平躺头脚向一侧，以免胃内异物堵塞气道
④ 胸外按压，双手交叉掌根部用力，按压胸骨中段频率 100～120 次／分
⑤ 人工呼吸，清理气道异物，一手捏鼻，紧贴患者口唇用力吹气。按压和通气比例 30：2
⑥ 等待 120 专业急救人员

"黄金四分钟"急救示意图

 误区解读

得了心脏病平时没有症状就代表没事

心脏病绝大多数处于慢性发病状态，只要平时治疗规范，基本不影响寿命。但是，一些患者常常会有侥幸心理，比如确诊了冠心病，经过一段时间的药物治疗，也没有胸闷、胸痛、喘憋这些症状了，自我感觉良好，悄悄停掉了药物或者只应用"神秘偏方"，并且生活方式也不注意了，开始大吃大喝，结果过了一段时间，体内的斑块开始不稳定，最终导致心肌梗死，甚至发生心脏性猝死这种严重事件。因此，确诊了心血管疾病，必须要坚持长期服药，定期复查，在正规医疗机构医生的指导下调整药物，不能自作主张。

（曹　剑）

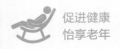

得了心脏病，我还能运动吗
——心脏病患者的心脏康复

简老伯突发胸前区疼痛，住院治疗后被诊断为心肌梗死，植入支架 1 枚，住院治疗 1 周后顺利出院。出院后简老伯忧心忡忡，害怕把"心"累坏了，整天不是躺着就是坐着，害怕发病，吃不香睡不好。对于简老伯的做法，您是怎么看的？您同意这样把"心"供养起来吗？

心脏病患者的
心脏康复

 小课堂 ● ● ● ● ● ● ● ● ● ● ●

1. 什么是心脏康复

心脏康复是指心脏疾病患者，在专业的心血管医生评估后，通过药物处方、运动处方、营养处方、心理处方、戒烟处方的综合干预，实现对老年心血管疾病患者各个时期的全面、全程康复管理。心脏康复分三期。

Ⅰ期康复，即住院期间康复，目的是通过医务人员的健康宣教及综合评估，增加康复意识，积极进行心脏康复。

Ⅱ期康复，指门诊医生提供患者全面的康复管理，涉及药物、运动、营养、戒烟、心理、睡眠等内容。

Ⅲ期康复，指居家康复，在医务人员的帮助下，培养长期健康的生活方式。

2. 哪些老年患者需要心脏康复

老年患者是心脏康复的特殊人群，与年轻患者相比，老年患者发生心血管疾病后恢复缓慢，更容易出现并发症，运用心脏康复能帮助老年患者回归社会，从而逐步实现全人群的健康管理服务。因此，心脏康复对老年心血管疾病患者意义重大，患者均须根据病情具体情况，在医生指导下开展心脏康复。

3. 心脏康复的运动处方有哪些

运动处方是心脏康复的重要内容之一，运动能够改善老年患者体能，降低跌倒发生的风险，促进心理健康和降低焦虑水平；另外，运动也可改善高血压、高血脂、高血糖、肥胖等心血管疾病危险因素。专业的医务人员将患者进行危险分层，按照低危、中危和高危等级制订个体化运动处方。

制订心脏运动康复处方要结合老年患者基础疾病多、并发症多、病情复杂的特点，适合老年患者的运动方式主要包括有氧运动、力量运动、拉伸训练、平衡及协调性运动，具体的方式、方法如下。

（1）有氧运动：包括行走、慢跑、游泳、健身操等，运动时间 20～40 分钟／次，运动频率 3～5 次／周。

（2）力量运动：如举哑铃等，建议运动频率为 2～3 次／周，1～3 组／次，每组 10～15 个动作，每次训练达中等疲劳。

（3）拉伸训练：以缓慢可控的方式逐渐加大活动范围，强度以有牵拉感而不会感觉疼痛为宜。正常呼吸下，每个部位拉伸时间逐步增加到 30 秒，如果可以耐受，增加到 90 秒，运动频率 2～3 次／周。

（4）平衡和协调性运动训练：动作由简单到复杂，从局部到全身。

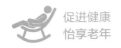

对于老年患者而言，运动最重要的是参与并坚持。根据个人情况，调整运动方式，可酌情减少运动强度，增加运动频率；减少力量运动时间，增加拉伸训练；建议结伴进行，有利于运动的坚持。需要特别要注意是，运动中正确的呼吸方法：用力时呼气，放松时吸气，避免憋气，避免鼓肚子等动作。无论采用哪一种运动方式，都须包括 3 部分：热身期、运动期、放松期；放松期应适当延长。采取有效防护措施，降低运动风险，在条件允许的情况下，最好在医务人员的指导下进行。

 知 识 扩 展

1. 哪些老年患者不适合做心脏运动康复

严格来说，安全的心脏运动康复是应该在监测心率和血压的情况下来进行的，不是所有的老年心脏疾病患者都可以进行心脏运动康复，要结合每个患者的具体情况而定，如果出现下面的这些情况，就不建议进行心脏运动康复，而是应先寻求医务人员的帮助。如：恶性心律失常、重度主动脉瓣狭窄伴胸痛、晕厥，有心前区疼痛、头晕等症状的梗阻性肥厚型心肌病，发热，未控制的心力衰竭，心包炎或心肌炎，血栓性静脉炎，近期血栓栓塞，限制运动能力的运动系统异常等。

老年患者运动过程中出现急性胸痛、面色苍白、出冷汗、恶心、呕吐、头晕，或血压增高（收缩压 > 200mmHg 或舒张压 > 110mmHg）、心率加快（心率超过 120 次 / 分的室上性心动过速、有症状的窦性心动过速）、关节或肌肉异常疼痛等情况时，应立即停止运动，必要时及时就医。

2. 居家老年人如何进行心脏运动康复

当户外运动康复实施起来有一定难度时，患者可以结合实际情况，开展居家康复训练，可以在医务人员的指导下，根据自身情况制订居家运动方案，居家运动训练可以使用踏车、跑步机等运动器械；若不具备运动器械，可以采取打太极拳、举哑铃等方式训练。

 误区解读

1. 拼命运动，促进心脏康复

这个观点是错误的，老年患者在心脏康复过程中不能盲目运动，患者能否进行心脏运动康复需要经过专业医务人员评估心肺功能，进行危险程度分级，制订个体化运动处方。运动康复方案确立后再开始康复训练，并需要按医嘱定期复诊。

2. 只注重运动，心脏就可以康复了

完整的心脏康复包括药物处方、运动处方、营养处方、心理处方、戒烟处方五方面，只注重运动而忽略了其他四个方面，不利于心脏康复，所以心脏康复是一个综合性医疗措施，为老年患者在急性期、稳定期以及整个生命过程中提供生理 - 心理 - 社会综合医疗干预。

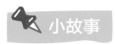 **心脏康复的前世今生**

早在 1912 年，医生们认为体力活动或运动会导致急性心肌梗

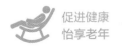

死患者并发症增多，并强调发生急性心肌梗死后的患者应卧床治疗；到了 20 世纪 30 年代，医学界仍普遍认为急性冠脉综合征事件后，需要 6 周的卧床休息。那到底从何时起现代心脏康复的理念才逐渐被接受并普及呢？

这要从 20 世纪 40 年代后期说起，早期心脏康复的先驱莱文（Levin）和劳恩（Lown）医生给急性心肌梗死患者采用"椅子疗法"，建议患者心肌梗死后第 1 天坐在椅子上 1～2 小时，由此逐渐开启了心肌梗死后康复探索实践的变革。1944 年，多克（Dock）证实，坐位较卧位的心脏获益更大，可以避免由于长期卧床导致血栓栓塞、肌肉萎缩、骨密度降低、胃肠功能紊乱、泌尿系统并发症和血管舒缩功能不良等并发症发生。20 世纪 50 年代后，多项研究提示了心肌梗死早期实施活动计划的安全性和有效性。

随后，越来越多的医生逐渐认识到，没有并发症的急性心肌梗死患者早期活动不仅无害，而且在预防卧床并发症方面有益。由此开始了心脏康复疗法，并成为管理心血管病患者的重要一环。

1964 年，鉴于心肌梗死后康复治疗取得的进展，世界卫生组织成立了心血管病康复专家委员会，肯定了心脏康复疗法。我国的心脏康复起步于 20 世纪 80 年代，从初始的认识不足，到近年来在医学专家的大力推动下得到迅猛的发展，心脏康复由单纯康复演变为康复与预防结合的过程，并成为真正的专业学科。

（姜　昕　赵　颖）

答案：1.B；2.D；3.√

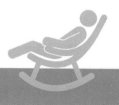

健康知识小擂台

单选题：

1. 我国老年人高血压的诊断标准是（　　）

  A. ≥ 130/80mmHg   B. ≥ 140/90mmHg

  C. ≥ 150/90mmHg   D. ≥ 150/100mmHg

2. 关于冠心病置入心脏支架后的康复治疗，以下说法**错误**的是（　　）

  A. 合理膳食，控制总热量，低脂饮食

  B. 合理运动，适当减重，控制腰围

  C. 严格戒烟，控制酒精摄入

  D. 时刻提醒患者冠心病的严重性，无须照顾患者心情

判断题：

3. 导致老年人慢性心力衰竭加重最常见的诱因是感染。（　　）

防治心血管疾病，
轻松安享晚年
自测题
（答案见上页）

老年人肺腑健康
才能呼吸顺畅

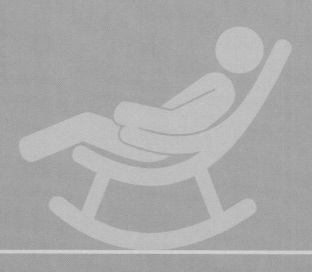

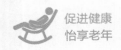
随着年龄的增加，人的呼吸系统解剖结构开始老化，生理功能随着减退，出现各种呼吸系统疾病。老年人慢性阻塞性肺疾病（COPD），也就是人们常说的慢阻肺，患病率较高，也容易在睡眠期间因上呼吸道塌陷出现呼吸暂停，再加上免疫功能下降、季节变化、寒冷等，易患呼吸道感染。呼吸系统疾病的防治重在保健，向老年人宣传普及呼吸系统常见疾病的相关知识，在饮食、用药、体育锻炼、心理等各方面加以指导，可使老年人提高健康意识，树立战胜疾病的信心，增强自我保健能力。

冬季气短，咳嗽，可能不是感冒
——慢性阻塞性肺疾病的防控

李大爷今年70岁，是一个老烟民，每天少不了一包烟，身体一直没大毛病。但近几年发现自己走路提不上来气，特别是上楼、爬坡，喘得厉害，就像拉"风箱"一样，天气变凉就咳个没完，李大爷感叹："哎，真是人老了，体力一天不如一天"，但他没有重视。最近因为感冒去医院看病，细心的医生检查完后，告诉他："您这是慢阻肺，需要长期用药……"

慢性阻塞性
肺疾病的防控

 小课堂 ● ● ● ● ● ● ● ● ● ● ●

1. **什么是慢阻肺**

慢阻肺是一种常见的、可以预防和控制的慢性呼吸系统疾病，以持续性呼吸道症状和气流受限为特征，主要的症状是长期、反复、逐渐加重的咳嗽、咳痰，症状在早晨起床、寒冷季节时明显，伴气促、呼吸困难。随着疾病进展，可以出现肺源性心脏病，严重时可导致呼吸衰竭，危及生命。

老年人是慢阻肺的高发人群，且慢阻肺患病率随年龄增长而上升，60～69岁慢阻肺患病率为21.2%，≥70岁慢阻肺患病率高达35.5%；每年我国死于慢阻肺的患者近100万人，居全球首位，慢阻肺已经成为危害人类健康和死亡的第三大病因。

2. 慢阻肺发生原因

慢阻肺的发生是多种因素共同作用的结果，最主要的危险因素是吸烟。绝大部分慢阻肺患者有吸烟史，长期接触二手烟也可导致慢阻肺。此外，年老、厨房油烟、空气污染、工作环境中的粉尘和化学物质、呼吸道感染等也可增加慢阻肺发生的风险。

3. 慢阻肺早期识别

长期吸烟，长期暴露于粉尘或烟雾，经常咳嗽、咳痰，在爬楼、走路等日常生活中比同龄人更容易出现呼吸费力。如果有这些情况，应该尽早去医院做肺功能检查，通过肺功能检查可以明确是否得了慢阻肺。肺功能检查是诊断慢阻肺的"金标准"，早期慢阻肺患者很难通过临床症状发现，但通过肺功能检查，却可以早期发现，从而尽早对疾病进行干预。对于有慢阻肺危险因素的人群，建议将肺功能检查作为年度体检项目。

4. 慢阻肺自我评估

我们可以通过一些简单的问卷进行慢阻肺的自我评估，了解病情的严重程度。常用的评估量表有改良版英国医学研究委员会呼吸

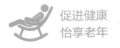
困难问卷。

改良版英国医学研究委员会呼吸困难问卷

呼吸困难评价等级	呼吸困难严重程度
0 级	只有在剧烈活动时呼吸困难
1 级	在平地快步行走或步行爬小坡时出现气短
2 级	由于气促,平地行走时比同龄人慢或者需要停下来休息
3 级	在平地行走约 100 米或数分钟后需要停下来喘气
4 级	因为严重呼吸困难而不能离开家,或穿脱衣服时出现呼吸困难

注:0~1 级,症状较少;2~4 级,症状较多。

5. 慢阻肺预防

慢阻肺重在预防,主要的预防措施包括以下几点。

(1)积极戒烟:戒烟是预防慢阻肺最有效的措施;另外还需注意避免二手烟吸入,避免接触油烟、粉尘、生物燃料的烟雾等。

(2)预防呼吸道感染:推荐老年人接种流感疫苗和肺炎疫苗,避免去人群密集的地方;加强营养,提高抵抗力,建议老年人多摄入高蛋白食物及新鲜蔬菜水果。

(3)适当健身运动:选择适合老年人的运动方式,如散步、太极拳、广场舞等;加强呼吸训练,提高肺活量,如呼吸操、唱歌、深慢腹式呼吸等。

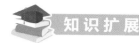知识扩展

1. 慢阻肺患者综合治疗

慢阻肺病情分为稳定期和急性加重期两个阶段。稳定期的患者只需要遵医嘱规律、长期治疗，如患者出现咳嗽、咳痰加重，痰量增多，脓性或黏液性痰，伴有发热，则提示慢阻肺出现了急性加重，应立即就医，接受系统诊治。

慢阻肺患者要坚持长期规范的综合治疗，包括药物治疗、非药物治疗等。

药物治疗的常用药物包括吸入性支气管扩张剂（β受体激动剂、抗胆碱能药物）、茶碱类药物、吸入性糖皮质激素，以及化痰剂等，坚持用药非常重要，不可随意减药或停药。

非药物治疗主要包括氧疗和肺康复治疗。存在呼吸衰竭的慢阻肺患者，需居家长期使用呼吸机改善缺氧状态，严重的患者可能需要使用家用呼吸机。肺康复治疗包括：运动康复（包括呼吸肌锻炼、上下肢肌肉锻炼等）、排痰指导、营养支持、心理康复及家属的健康教育等。

2. 老年人居家就可以做的肺康复治疗清单

急性加重期慢阻肺患者的肺康复治疗方案由医生制订。以下肺康复治疗适用于稳定期慢阻肺患者。

（1）腹式呼吸联合缩唇呼吸法：坐位，尽量用鼻缓慢吸气，身心放松，腹部在吸气过程中缓慢外凸，然后缩小口唇将气体轻轻吹出，腹部在呼气过程中缓慢内凹，保持相同强度的缩唇呼吸训练，吸气与呼气的比例为 1∶2，逐渐延长至 1∶3 或 1∶4，也就

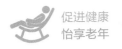

是吸气的时候心里默数 1、2，呼气时心里默数 3、4、5、6，逐渐延长至 7、8。建议每天进行 3 次，每次 5～10 分钟。

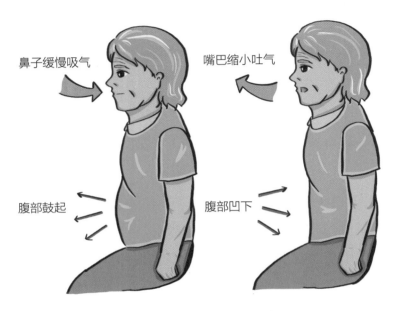

鼻子缓慢吸气　　　　　　　嘴巴缩小吐气

腹部鼓起　　　　　　　　腹部凹下

腹式呼吸联合缩唇呼吸法

（2）有氧运动：平地步行 30 分钟以上，每周至少 2 次；若耐受较好，可将平地步行改为快走、慢跑、上下楼、游泳。

（3）上肢抗阻训练：可以使用 100 克哑铃或矿泉水瓶（矿泉水瓶里加 100 毫升水），双手握住哑铃或矿泉水瓶，向上逐步举起进行上肢抗阻训练。根据训练情况，可以换更重的哑铃（每次增加 100 克）或水逐渐加量（每次加 100 毫升左右）。建议每组 10 次，一天 2～3 次，每周至少做 2 天，根据实际耐受情况可以适当增加次数及频率。

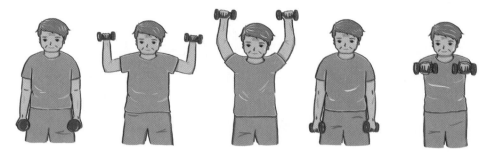

上肢抗阻训练

 误区解读

1. **呼吸机是危重患者用的，不能戴**

很多老百姓认为只有危重患者抢救时才使用"呼吸机"，用了呼吸机就代表人快奄奄一息了，这是很大的误区。其实家用呼吸机不仅是一种生命支持器械，还是一种常用的医疗器械，与雾化治疗仪、家用制氧机一样，可以用于常规治疗。

当慢阻肺发展到一定程度，患者呼气功能无法完全排出二氧化碳，导致二氧化碳在体内潴留，这时就需要使用呼吸机治疗。呼吸机可帮助患者把二氧化碳排出，以缓解呼吸肌疲劳，纠正通气障碍，改善病情，促进肺康复，有效提高生活质量。

2. **激素不良反应大，不能用**

许多人认为激素不良反应大，拒绝吸入性糖皮质激素治疗，这种认识是错误的，会对自身的预后产生严重的不良后果。尽管激素的确有一些不良反应，比如增加感染、骨质疏松等风险，但许多研究证实，吸入性激素是安全有效的，可以减轻炎症反应，改善慢阻肺的预后。吸入性激素治疗的适应证如下：每年 ≥ 2 次中度慢阻肺

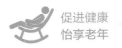
急性加重和／或过去的一年≥1次慢阻肺急性加重住院史；血嗜酸性粒细胞＞300个／微升；哮喘病史或合并哮喘。吸入性激素使用与否应严格遵照专业医生的建议，切忌自行停用或加用激素。

小故事　听诊器的由来

听诊器是医生必备的检查用具，可用于听诊心、肺等。在听诊器发明之前，都是用耳贴近胸背诊察心肺声音，但直接听诊存在诸多弊端：若患者患传染病，身体接触，有被传染的风险；为肥胖患者听诊，干扰太大，听不清楚。那听诊器是怎样被发明的呢？

1816年9月的一天，法国医生雷内克为一名年轻肥胖的年轻女性看病，听完病情介绍后，雷内克怀疑她患的是心脏病，需要进行听诊，而将耳朵贴在患者的胸口进行听诊不被当时的风俗所允许。那该怎么办？正在一筹莫展之时，雷内克忽然想起之前看到过小孩子玩的"传声筒"游戏：两个孩子分别在一根空心木头的两头，一个人在这头敲击木头，另一个人就可以在另一端收听"信号"。他顿时得到启发，用一本薄笔记本卷成圆筒，贴到患者胸口尝试起了"间接听诊"，果然他听到了心脏跳动的声音，连轻微的杂音都被听得相当清楚。根据这个声音传播的原理，他制作了一根空心木管，这就是第一个听诊用具，雷奈克将之命名为"听诊器"。此后，听诊器又经历了多次改良，一步步变成了现在的样子。现在的听诊器能听到静脉、动脉、心、肺、肠，甚至可以听到母体里胎儿的心音，医生和患者都受益于听诊器这个伟大的发明。

（陈　琼　俞　巧）

打鼾非小事
——警惕睡眠呼吸暂停，这是老年人的"隐形杀手"

　　王大爷今年68岁，患高血压三十多年，平时服用一种降压药物控制血压，血压控制得还可以。近两三年经常晨起时头晕头痛、口咽干燥、白天嗜睡，记忆力也大不如从前。一个月以前，他发现血压也控制得不好了。王大爷到医院做了头部核磁共振检查，也化验了血，均没有明显异常，后来增加了降压药物的种类和剂量，但血压仍降不下来，早上起床后头痛严重，总感觉头昏脑涨。

　　王大爷偏胖，脖子粗，精神状态不佳。仔细询问病史得知，王大爷睡觉时打鼾严重，常夜间憋醒。王大爷的这些症状难道与打鼾有关？

 小课堂

1. 什么是睡眠呼吸暂停

　　睡眠呼吸暂停是鼾症的一种，它与单纯鼾症不同，是指夜间睡眠时打鼾，同时伴有反复呼吸暂停的一类疾病。睡眠呼吸暂停主要包括：阻塞性睡眠呼吸暂停、中枢性睡眠呼吸暂停和混合性睡眠呼吸暂停等，临床上以阻塞性睡眠呼吸暂停最为多见。老年人由于上呼吸道肌肉张力下降，容易在睡眠期间发生上呼吸道塌陷和呼吸暂

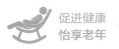
停；因此很多情况下，老年人打鼾可能就是患上了睡眠呼吸暂停，但多数老年人对打鼾并没有足够的认识和重视。

2. 睡眠呼吸暂停在老年人群中的发病情况

睡眠呼吸暂停发病率非常高，尤其在老年人群。以最为多见的阻塞性睡眠呼吸暂停为例，在普通人群，发病率是 2%～4%，而 65 岁以上的老年人群，发病率为 20%～40%。在一些特殊人群，比如肥胖、脑卒中或者多病共存的老年患者，睡眠呼吸暂停患病率高达 50%，可以说存在睡眠呼吸暂停问题的老年人还是相当多的。

3. 如何判断自己是否患有睡眠呼吸暂停

一般来说，老年人自己发现或者老伴儿告知自己晚上睡眠时有打鼾、呼吸暂停，白天工作、开车、看电视时有犯困、打瞌睡的情况，并且有晨起头痛、记忆力减退等症状，就要警惕可能患有睡眠呼吸暂停。高度怀疑有睡眠呼吸暂停的患者，医生会安排做多导睡眠监测。如果多导睡眠监测提示每夜 7 小时睡眠中呼吸暂停及低通气反复发作在 30 次以上，或呼吸暂停低通气指数 ≥ 5 次 / 时，就可以确诊。

4. 老年睡眠呼吸暂停会有哪些危害

严重的、不规律的"打鼾"，即"睡眠呼吸暂停"，可以造成老年人夜间睡眠过程中反复觉醒，睡眠片段化及间断性缺氧，高碳酸血症，夜尿增多，白天易疲惫，记忆力下降等。更为严重的，久而久之，睡眠呼吸暂停引起的这些病理生理改变进一步引起多个脏器损伤，导致或者加重冠心病、高血压、糖尿病、脑血管病等多种老年慢性疾病，甚至睡眠猝死。

（1）睡眠呼吸暂停会导致患者血压升高：至少 30% 的高血压

患者合并阻塞性睡眠呼吸暂停，45%～48%的睡眠呼吸暂停患者有高血压。这些患者多表现为：睡眠日夜颠倒；早晨醒来时血压高，用药物后效果不好，血压忽高忽低，而睡眠呼吸暂停治疗后很多患者的高血压均可得到有效控制。

（2）老年人睡眠呼吸暂停与心血管疾病有关：冠心病患者有35%合并睡眠呼吸暂停，此类患者心绞痛多在夜间发作，服用硝酸甘油类药物不能缓解；约80%的睡眠呼吸暂停患者常伴有心律失常，57%～74%的患者出现室性早搏，10%的患者发生二度房室传导阻滞，这种心律失常往往是引起猝死的重要原因，而治疗睡眠呼吸暂停后多能缓解。故对反复发作心绞痛、心律失常的患者，应考虑是否有睡眠呼吸暂停的问题。

（3）老年人睡眠呼吸暂停与脑卒中有关：打鼾呼吸暂停的时候，大脑处于缺氧的状态，常年睡眠呼吸暂停会导致严重的动脉粥样硬化。这是因为睡眠呼吸暂停患者夜间反复缺氧，易引起身体的氧化应激和炎症反应，形成动脉粥样硬化斑块，其中一些软斑块很容易脱落，导致脑血管病发生。

5. 老年人睡眠呼吸暂停需要综合管理

减肥、戒烟、戒酒、慎用镇静安眠药物、侧卧位睡眠及应用鼻黏膜收缩剂滴鼻保持鼻道通畅，对轻症患者及单纯打鼾者可能有效。中重度睡眠呼吸暂停患者最主要、也是首选的治疗方案是使用呼吸机，使用呼吸机治疗阻塞性睡眠呼吸暂停是一种较为成熟的方法，对绝大多数患者有效。老年睡眠呼吸暂停患者除了积极治疗原发病，还应考虑多脏器损伤的问题，应组织多学科联合诊治，采取综合治疗方案。

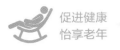
 知识扩展

1. 什么叫肥胖

肥胖是指体重超过标准体重的 20%[标准体重估测法：身高（厘米）－105= 标准体重（千克）] 或 BMI $\geq$ 28 千克 / 米^2。

2. 多导睡眠监测

多导睡眠监测是在全夜睡眠过程中，连续记录患者脑电、眼电、下颌肌电、口鼻气流、呼吸、心电、血氧、肢体活动情况、体位等多个参数，并分析其变化特征。

 误区解读

1. 老年人打鼾是睡得香

老年人打鼾并不一定是睡得香。打鼾是病，偶尔睡眠时均匀打鼾没事，经常忽高忽低地不规则打鼾，就可能隐藏着大问题——睡眠呼吸暂停。

2. 戴呼吸机难受，不喜欢就不戴

严重睡眠呼吸暂停患者不能仅凭自己喜好来决定戴不戴呼吸机。目前呼吸机治疗是一种方便、安全，且行之有效的方法。在医生的指导下，正确佩戴呼吸机，不仅可以改善生活质量，还可以减少许多慢性疾病的发生。

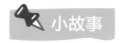 **小故事** **睡眠呼吸暂停的故事**

　　早在 1836 年，英国著名作家狄更斯在他出版的小说《匹克威克外传》中，以他认识的一个叫乔的人为原型，塑造了一个有典型特征的文学人物形象——匹克威克。这是一个小胖男孩，面色紫红，全身浮肿，性格怪异，一天中大部分时间都在吃与睡中度过，平常很难将他从病态的睡眠中唤醒，加上睡眠时常发出响亮的鼾声，使他常常成为被人嘲笑的对象。1956 年，医学家们根据这个形象命名了一种新的疾患，即"匹克威克综合征"，其典型临床特征为：肥胖、嗜睡、右心功能不全（表现为水肿）、血液中的红细胞明显增多（表现为面色发红）。20 世纪 60 年代，随着人们对睡眠本质的进一步认识及相关检测技术的发展，科学家们逐步揭开了"匹克威克综合征"的"神秘面纱"，发现肥胖的嗜睡患者在睡眠时频繁发生呼吸道的阻塞及反复憋醒，导致严重的缺氧及睡眠紊乱，并正式命名为睡眠呼吸暂停。而狄更斯被认为是详细而准确地描述睡眠呼吸暂停的第一人。

（张　蔷）

答案：1.C；2.D；3.×

279

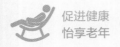
促进健康
怡享老年

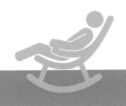

健康知识小擂台

单选题：

1. 以下症状**不**是慢阻肺常见症状的是（　　）

    A. 咳嗽　　　　　　　　B. 咳痰

    C. 咯血　　　　　　　　D. 呼吸困难

2. 李大爷，72 岁，肥胖体型，睡眠打鼾，且一个晚上常反复出现呼吸暂停，这种情况已有数年，此时应该考虑的检查是（　　）

    A. 脑电图　　　　　　　B. 头颅 CT

    C. 心电图　　　　　　　D. 多导睡眠监测

判断题：

3. 慢阻肺是一种**不**可以预防的疾病。（　　）

老年人肺腑健康
才能呼吸顺畅
自测题
（答案见上页）

老年人
消化系统的
健康之路

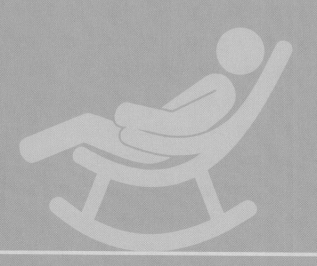

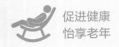
随着年龄的增加，消化系统从结构到功能发生一系列衰老与退化，使消化系统对疾病的易感性增高，对应激和疾病的耐受性降低，同时这些变化直接或间接地参与了老年人诸多消化系统疾病的发生发展，也对老年人营养物质的摄取、吸收及利用造成一定的影响。老年人了解消化系统各器官在老化过程中的特点，知晓胃食管反流病、消化不良等疾病的防治知识，可预防某些疾病的发生，提高生活质量。

胸痛不等于心绞痛
——老年人胃食管反流的治与防

王老伯今年 70 岁，体形较胖。平时除了摆弄花草外，最大的爱好就是美食，特别喜欢浓油赤酱菜肴，每天都要喝点小酒。家人经常劝说其少吃油腻食物，少喝酒，但是王老伯始终坚持美酒佳肴是他的人生乐趣，不能丢。近 2 年来，王老伯时常有胸痛，多次到医院心内科、呼吸科就诊，反复做了心电图、胸部 CT、腹部 B 超都没有明显异常，胸痛找不到原因，王老伯很焦虑。2 周前开始，王老伯胸痛频繁发作，饱餐后明显，同时还有上腹部灼热感，王老伯上网查了资料，猜测是心绞痛，急忙到医院看心脏科，做了心电图，显示轻度心肌缺血，须排除心肌梗死，医生立即将其收到病房检查，做了冠状动脉造影，仅发现一支血管轻度狭窄，不会造成王老伯这样频繁的胸

老年人胃食管
反流病的治与防

痛，最后又给他做了胃镜，发现王老伯有食管裂孔疝和严重的胃食管反流病，医生说这就是他胸痛原因。可为什么胃食管反流病会出现频繁胸痛呢？

 小课堂

1. 什么是胃食管反流病

胃食管反流病是指胃、十二指肠里的内容物反流到食管而引起的不适症状。随着我国生活方式改变、人口的老龄化，胃食管反流病的患病率呈逐年上升趋势。吸烟、饮酒、不良饮食习惯、肥胖等都是胃食管反流病的危险因素。

胃食管反流病的发生主要是因为两方面的作用：其一，食管本身抵抗反流功能减弱；其二，反流物对食管黏膜破坏作用增加。

食管的抗反流作用随着年龄的增加而减弱，老年人食管下端括约肌经常处于松弛状态，这会增加反流的机会；胃动力不足，胃排空延迟，也易导致胃内容物反流入食管。老年人动脉硬化，使食管黏膜供血减少，屏障功能减退，对反流物的抵抗能力下降。老年人患心血管疾病多，常服硝苯地平等钙通道阻滞剂、硝酸异山梨酯等硝酸酯类药物。老年人睡眠障碍也多发，常服用地西泮类药物助眠。这些药物均能降低食管下端括约肌的张力，增加反流的发生。

2. 胃食管反流病症状表现多样

烧心和反流是胃食管反流病的最典型症状。烧心指上腹部及胸骨后的烧灼感，反流是胃内容物向咽部或口腔方向流动的感觉。胃食管反流病临床表现多种多样，除了典型症状外，部分患者仅表现为非典型症状或食管外症状。

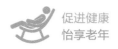

常见的非典型症状包括胸痛、上腹烧灼感、上腹痛、上腹胀、嗳气等。胃食管反流病的胸痛可类似于心脏缺血性胸痛。

胃食管反流病还可以表现为食管以外的症状，如：哮喘、慢性咳嗽和喉炎。故不少患者首先是去看心脏科、耳鼻喉科及呼吸科，查不出病因再转诊到消化科。

 知识扩展

1. **诊断胃食管反流病的方法**

胃食管反流病诊断方法有以下几种。

（1）根据症状诊断：胃食管反流病的两大主要表现是反酸或烧心，如果您经常有明显的反酸和胸部的灼热感，医生就可初步诊断胃食管反流病。

（2）通过胃食管反流病自测量表诊断：量表主要根据过去 7 天的症状表现，回答 6 个问题，并将每个问题得分相加，总分 > 8 分则考虑胃食管反流病。

胃食管反流病自测量表

症状	分值			
	0 天	1 天	2 ~ 3 天	4 ~ 7 天
烧心（胸骨后烧灼感）的频率	0	1	2	3
胃内容物（液体、食物）上返至咽喉或口腔的频率	0	1	2	3
上腹痛的频率	3	2	1	0
恶心的频率	3	2	1	0

症状	分值			
	0天	1天	2～3天	4～7天
因反流和烧心影响睡眠的频率	0	1	2	3
除了医生建议用药,还额外服用治疗反流烧心的药物的频率	0	1	2	3
得分:				

注：请根据过去 7 天的症状表现，对照自测量表。总分＞8 分则考虑胃食管反流病。

（3）根据药物治疗后的效果诊断：当有反流表现时，可以尝试用药物——质子泵抑制剂（PPI）治疗，如果用药后症状明显改善，可诊断胃食管反流病，这种方法也称为 PPI 试验。

（4）通过胃镜检查诊断：胃镜检查可以直观看到食管黏膜受损的情况，所以能明确诊断反流性食管炎，同时可根据食管黏膜损伤程度进行食管炎分级。胃镜检查还可以了解是否有其他消化科疾病，如巴雷特食管和胃、食管肿瘤等。

（5）食管酸度 pH 测定：健康人食管的 pH 在 5.5～7.0。在检测食管 pH 时，我们将 pH 探头放在食管下端，监测食管 24 小时的 pH，当 pH ＜ 4 时说明有胃酸反流到食管，计算 24 小时总的反流时间、反流次数，如果超过正常值可以诊断为胃食管反流病。

2. **胃食管反流病的治疗**

胃食管反流病的治疗主要包括调整生活方式、药物治疗、维持治疗及手术治疗四个方面。

（1）调整生活方式：胃食管反流病与不良的生活方式密切相关，改善生活方式是胃食管反流病患者的最基础的治疗方法，也是一种自我保健方法，可以从以下五点着手。

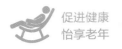
1）饮食：注意少食多餐，低脂饮食，避免进食刺激性食物，可减少进食后反流症状发生的频率。

2）体重：超重者宜减肥。因为过度肥胖者腹腔压力增高，可促进胃液反流，特别是平卧位尤甚，故应积极减轻体重以改善反流症状。

3）卧位：床头垫高 15~20 厘米，对减轻夜间胃液反流是一个很有效好办法。

4）生活习惯：尽量减少增加腹内压的活动，如过度弯腰、穿紧身衣裤、扎紧腰带等。

5）忌酒戒烟：烟酒都对胃食管反流有不良影响。酒不仅能刺激胃酸分泌，还能使食管下段括约肌松弛。烟草中含尼古丁，可降低食管下段括约肌压力，还能减少食管黏膜血流量，降低机体抵抗力，使炎症难以恢复。

（2）药物治疗：治疗胃食管反流病的药物包括抑酸药，如 PPI 及 H_2 受体拮抗剂、胃黏膜保护药、促动力药等；其中 PPI 疗效最好、安全性也高，是治疗胃食管反流病的首选药物，疗程为 4~8 周。

（3）维持治疗：部分胃食管反流病的患者停药后反流症状会复发，需要重新服药维持治疗。维持治疗方法包括按需治疗和长期维持治疗。按需治疗是指有症状时服药；长期维持是指定时服药。具体采用哪种方法根据症状出现的频率决定。

（4）手术治疗：部分不能停药又不愿长期使用 PPI 治疗的胃食管反流病患者可行手术治疗，但老年患者常常多病缠身，手术耐受性较年轻人差，术后并发症多，故术前要进行充分评估是否合适手术。

误区解读

1. 胃镜检查正常，就可以排除胃食管反流病

不可以。胃食管反流病包括非糜烂性胃食管反流病（即胃镜下直观看不出胃黏膜损伤变化）和反流性食管炎。胃镜检查可确诊反流性食管炎，但不能排除非糜烂性胃食管反流病。因此对于胃食管反流病的诊断，更强调症状的重要性。

2. 胃食管反流病会发展成食管癌

不一定。胃食管反流病可能导致食管下端有不正常的柱状上皮覆盖（正常食管黏膜上皮是复层扁平上皮），称之为巴雷特食管。巴雷特食管的柱状上皮内有特殊类型变化（Ⅲ型胃肠上皮化生，简称肠化）才是癌前病变，特别是高度异型性时，通常认为就是早期食管腺癌。无特殊类型变化的巴雷特食管是一种良性病变，随访即可，对有高度异型性巴雷特食管应采取手术或内镜下介入治疗。

（郑松柏　姚健凤）

老年人腹胀纳差
——警惕老年消化不良

这半年来，李奶奶吃了饭后经常上腹部胀痛、食欲还不好，但忙着照看小孙子也顾不上去医院看病。有一次和邻居张阿姨聊天，李奶奶发现两人的症状一模一样，张阿姨前些时候在医院做了胃镜、抽血等检查后医生诊断是功能性消化不良，

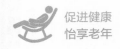
给她开了多潘力酮和消化酶，吃了一段药后基本上全好了。李奶奶一听很高兴，想着病都一样就吃一样的药就行啦，这回不用去医院了。李奶奶认真把张阿姨吃的药名和服用方法记下来，让儿子给她买了药，照着吃起来。三个月后，李奶奶腹痛反而越来越严重了，有一天她恶心，吐出来的都是咖啡色的液体，大便也成黑色的了。儿子带李奶奶去医院做了胃镜，诊断是胃癌，需要做手术治疗。看起来都是消化不良，李奶奶吃了同样的药，症状没好，反倒查出是胃癌，究竟是怎么回事？

 小课堂 ● ● ● ● ● ● ● ● ● ● ● ● ●

1. 什么是消化不良

消化不良是指一组表现为上腹部疼痛或烧灼感、餐后上腹饱胀和早饱感的一群症状集合，可伴食欲不振、嗳气、恶心或呕吐等。在我国人群中消化不良的患病率较高，占 18%～35%，女性高于男性，患病率随年龄增长而升高。消化不良从病因上可分为器质性消化不良（OD）和功能性消化不良（FD）。器质性消化不良是存在基础器质性病因（如胃肠或胰、胆、肝脏、心脏等疾病或代谢病等）的消化不良，约占消化不良患者的 25%，剩下高达 75% 的患者为功能性消化不良。

2. 常见的器质性消化不良有哪些

器质性消化不良患者的症状是由于消化道或消化道以外的疾病所致。较常见的原因是消化性溃疡、胃食管反流、胃恶性肿瘤、胰胆管疾病，以及非甾体抗炎药（如阿司匹林、布洛芬等）药物作用。器质性消化不良的患者当病情得到改善或缓解时，消化不良症状可随之改善或消失。

3. 功能性消化不良是什么

功能性消化不良是指患者有餐后饱胀、早饱或上腹疼痛/烧灼感等不适，但病史、体格检查、实验室检查以及消化内镜检查，均排除可导致这些症状的器质性和结构性疾病。功能性消化不良的临床表现多样，发病多与精神心理、饮食、环境、胃肠感染和遗传等因素相关，症状严重时，可影响到患者的日常活动。

功能性消化不良分为餐后不适综合征和上腹疼痛综合征两种亚型。餐后不适综合征主要表现为餐后饱胀和/或早饱；上腹疼痛综合征主要表现为上腹疼痛或烧灼感，但不一定仅发生于餐后。不少患者还可以这两种亚型重叠出现。

4. 如何判断自己是不是功能性消化不良

（1）存在下列1项或多项症状：餐后饱胀、早饱、中上腹痛或中上腹烧灼感。

（2）呈持续或反复发作的慢性过程（症状出现至诊断至少有6个月，近3个月症状符合诊断标准）。

（3）排除可引起上述症状的器质性疾病。

以上3条同时符合的话，可能是功能性消化不良。

5. 出现消化不良要及时就医

多数患者症状不明显，忙于工作或生活，没时间就医；还有的自觉没事讳疾忌医。但某些器质性疾病或恶性肿瘤在一段时间内就只是表现为消化不良的症状，不会出现其典型的临床表现，等到出现表现时再就诊，往往疾病已经进展到严重的状况，比如溃疡穿孔、出血或肿瘤转移，就像前边说到的李奶奶，此时治疗患者将付

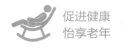
出更大的代价。

　　一般非专业人员无法自行分辨哪些消化不良是一过性的，哪些是"不好"的，在这提醒出现消化不良的患者，尤其是在出现持续反复的症状时，一定不要听周围非医学专业人士的建议自行服药，而要及时就医。而老年人更是要牢记，出现间断、反复的上腹胀痛、烧灼感、早饱等症状时，一定要到医院做个胃镜检查。

知识扩展

1. 器质性消化不良的报警症状有哪些

　　首先，对于年龄在 45 岁以上，近期出现消化不良症状的患者要有所警觉；其次，是出现消瘦、贫血、呕血、黑便、吞咽困难、腹部肿块、黄疸等症状；另外，如果消化不良症状进行性加重不缓解，要高度重视，这些都是器质性消化不良的报警症状，如果出现一定及时就诊。

2. 消化不良患者内镜的选择

　　消化不良患者是否进行消化内镜检查，需医生根据症状、年龄、家族史、胃癌的地区发病率等，对患者进行个体化诊断性评估。

　　因老年人消化道器质性病变，尤其是恶性病变的发生率显著高于中青年，故建议 60 岁以上有消化不良症状的患者首先行内镜检查。

误区解读

1. 消化不良一定是消化道出问题了

消化系统疾病很多有消化不良的症状，但前面介绍的功能性消化不良就不是由于消化系统疾病导致。而消化系统以外的疾病也会引起消化不良，如老年人常见的糖尿病、慢性肾功能不全、充血性心力衰竭、甲状腺功能亢进症以及肝胆胰等疾病都有可能引起消化不良的表现。某些老年人常用的药物如阿司匹林、茶碱、抗生素和补钾剂等也可以引起消化不良的症状。所以，不是所有消化不良都是消化道的问题哦。

2. 消化不良的治法都一样

消化不良是症状，引起消化不良的病因非常复杂，可以是器质性或功能性的，器质性的又既有可能是消化道的疾病，也有可能不是。因此，即便是自我感知的症状完全一样，如果诊断不同，那么消化不良的治疗方法也会不一样。

（郑　曦）

答案：1.A；2.D；3.×

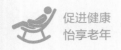

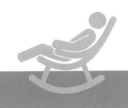

健康知识小擂台

单选题：

1. 胃食管反流病的典型表现是（　　）

　　A. 反酸和烧心　　　　　　B. 胸痛和腹胀

　　C. 哮喘和咳嗽　　　　　　D. 声嘶和咽痛

2. 下列**不属于**功能性消化不良的患者的常见症状的是

　　（　　）

　　A. 餐后饱胀　　　　　　　B. 早饱感

　　C. 中上腹烧灼感　　　　　D. 黄疸

判断题：

3. 与进餐相关的餐后饱胀不适一定是功能性消化不良。

　　（　　）

老年人消化系统
的健康之路
自测题

（答案见上页）

老年人
内分泌疾病
早防范早治疗

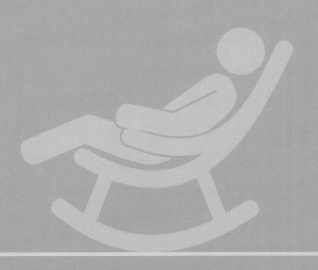

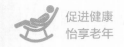

老年内分泌系统常见的疾病有糖尿病、甲状腺病、骨质疏松等，老年人内分泌系统的变化是伴随着机体的衰老而发生的，随着年龄的增长，老年人内分泌器官的重量降低，各类与激素特异性结合的受体普遍减少，导致内分泌系统受到刺激时，反应速度慢且程度降低，同时对药物刺激的反应性也明显降低。老年人的内分泌系统疾病的表现不太典型，往往会造成误诊漏诊。改善生活方式预防疾病，早诊早治都有利于老年人生活质量的提升，减轻家庭和社会的负担。

血糖升高可怕吗
——关于老年糖尿病

张叔叔今年 70 岁，十年前发现血糖升高，确诊为 2 型糖尿病，医生建议吃降糖药、控制饮食、戒烟戒酒等，但是张叔叔觉得自己也没有什么症状，一直不当回事，也不规律用药或定期复查。近几年觉得看东西有点儿模糊，视力大不如前，去医院才发现已经有了糖尿病相关的视网膜改变，这才开始规律用药，但是还是管不住嘴，嗜烟酒如命，一边吃着降糖药，一边抽烟喝酒。近期觉得自己双下肢经常发麻，而且脚上很小的伤口也愈合得很慢，去医院才知道自己已经出现了糖尿病足，继续发展下去是可能截肢的。这才真正引起了他注意，开始积极治疗，改善自己的生活方式，定期监测血糖。看了张叔叔的故事，您觉得糖尿病可怕吗？

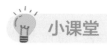

小课堂

1. 什么是老年糖尿病

糖尿病是由于遗传和环境等因素共同作用，引起的一组以胰岛素不足和 / 或胰岛素利用障碍为主要病理改变，以糖代谢紊乱为主要特征的代谢性疾病。典型的症状为"三多一少"，也就是烦渴多饮、多尿、多食、不明原因的体重下降。老年糖尿病就是年龄 ≥ 65 周岁的糖尿病患者，包括 65 岁以前诊断和 65 岁及以后诊断的糖尿病。老年糖尿病主要以 2 型糖尿病为主，1 型和其他类型糖尿病较少。

2. 血糖升高就是糖尿病了吗

如果空腹血糖只是轻度升高没有达到糖尿病的标准，但是超出正常范围（空腹血糖 6.1 ~ 7.0 毫摩尔 / 升）；或是空腹血糖是正常的，但餐后 2 小时的血糖超标（餐后 2 小时血糖 7.8 ~ 11.1 毫摩尔 / 升），这一阶段被称为糖尿病前期。这是从正常人进展为 2 型糖尿病的必经阶段，同时也是糖尿病的预警信号。在这一阶段时糖调节机制已经受损，但是还没有进展至糖尿病期。

	糖尿病分期标准	单位：毫摩尔 / 升
代谢分类	空腹血糖	糖负荷后 2 小时血糖
正常血糖（NGR）	< 6.1	< 7.8
空腹血糖受损（IFG）	6.1 ~ 7.0	< 7.8
糖耐量减低（IGT）	< 7.0	7.8 ~ 11.1
糖尿病（DM）	≥ 7.0	≥ 11.1

注：IFG 或 IGT 统称为糖尿病前期。

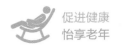

如果有典型的糖尿病症状（三多一少），加上任意时间点（不论何时运动或进食）的血浆葡萄糖 ≥ 11.1 毫摩尔 / 升，或空腹血浆葡萄糖 ≥ 7.0 毫摩尔 / 升；或 75 克口服葡萄糖耐量试验（OGTT）2 小时血浆葡萄糖 ≥ 11.1 毫摩尔 / 升；就可以诊断为糖尿病。如果没有明显的症状，只是偶然检查发现一次化验值达到了上述诊断标准，还需要改日重新检测一次依旧达到诊断标准才能确认糖尿病诊断。此外，在一些检验通过标准化评价的医院，糖化血红蛋白 ≥ 6.5% 也可以作为诊断糖尿病的指标。值得注意的是，用于诊断的血标本是患者到医院抽静脉血进行测定，不建议用平时在家自己测定的手指末梢血糖来诊断；用于诊断的空腹血糖，必须是空腹 8 小时以上。

3.　糖尿病后果严重吗，老年糖尿病该如何预防

有些人认为自己被诊断了糖尿病，只是血糖升高，它的危害因为看不见摸不着，所以难以引起重视，那让我们来看看糖尿病有哪些危害吧。急性的血糖过高或过低达到一定程度，出现酮症酸中毒、低血糖等会直接危害人体生命。而糖尿病长期不加以控制，随着病情进展容易发生多种并发症。

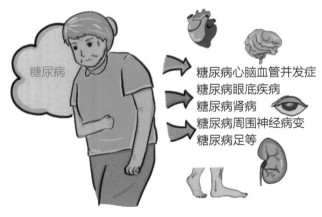

糖尿病并发症

糖尿病有那么多危害，老年人要如何做才能减少并发症的发生呢？让我们一起了解一下贯穿整个糖尿病病程的"三级预防"策略。

（1）一级预防——预防疾病发生：随着年龄增长，老年人容易得糖尿病，我们可以通过改进生活方式、合理膳食、适当运动、戒烟限酒等降低患糖尿病的风险。如果老年人有血脂及血压异常，也应积极控制。老年人要定期进行血糖与糖化血红蛋白的筛查，及早发现问题尽早干预。

（2）二级预防——早诊断早治疗：一旦诊断为老年糖尿病，就应该到医院就诊，进行全面的并发症筛查，评估重要脏器功能。同时也需要生活方式干预例如戒烟限酒，制订个体化的治疗方案；定期筛查并发症，减少并发症发生。

（3）三级预防——延缓进展：对于已出现并发症的老年糖尿病患者，应采取及时有效的综合治疗措施，来阻止或延缓并发症进一步加重，提高生命质量。

4. 老年糖尿病与普通成人糖尿病有什么不同

（1）多数老年糖尿病患者的症状不典型，并没有明显的"三多一少"症状，主要表现为餐后血糖升高。

（2）老年糖尿病患者合并有高血压、血脂异常的比例高达79%，并发症发生率高。很多患者并不知道自己患有糖尿病，因为并发症出现了眼花、手麻等症状去看病，才发现自己有糖尿病。

（3）低血糖风险高且耐受力差，患者自我管理能力差等。

（4）营养不良风险较高，更容易伴有衰弱，如肌少症等。

（5）可能同时患有其他疾病，如高血压、慢阻肺等，用药复杂，可能影响控制血糖的效果，增加发生低血糖的风险。

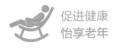
知识扩展

糖尿病的治疗

目前还没有治愈糖尿病的手段，但老年人可以科学规范地管理糖尿病。老年糖尿病患者要主动接受健康教育，进行饮食控制、运动控制、药物控制，并进行血糖监测。每位患者年龄、严重程度以及其他情况都不相同，治疗方案也不同，但生活方式治疗是老年糖尿病的基础治疗。

老年人血糖管理要遵循高度个体化的原则，具体问题具体分析，根据自身情况选择不同的控制标准，确诊糖尿病必须到医院听取医生的治疗方案。

老年糖尿病患者健康状态综合评估

健康等级	老年糖尿病患者特点
良好（Group 1）	患者无共病或合并 ≤ 2 种除糖尿病外的慢性疾病（包括卒中、高血压、1 ~ 3 期肾脏病、骨关节炎等）和患者无 ADL 损伤，IADL 损伤数量 ≤ 1
中等（Group 2）	患者合并 ≥ 3 种除糖尿病外的慢性疾病（包括卒中、高血压、1 ~ 3 期肾脏病、骨关节炎等）和 / 或患者满足以下任意一项：(1) 中度认知功能受损或早期痴呆；(2) IADL 损伤数量 ≥ 2
差（Group 3）	患者满足以下任意一项：(1) 合并 ≥ 1 种治疗受限的慢性疾病（包括转移性恶性肿瘤、需氧疗的肺部疾病、需透析的终末期肾病、晚期心力衰竭）且预期寿命较短；(2) 中、重度痴呆；(3) ADL 损伤数量 ≥ 2 ；(4) 需长期护理

注：ADL 指日常生活活动能力（包括如厕、进食、穿衣、梳洗、行走）；IADL 指工具性日常生活活动能力（包括打电话、购物、做饭、服药和财务管理）。

老年糖尿病患者的血糖控制目标

血糖监测指标	未使用低血糖风险较高药物			使用低血糖风险较高药物		
	良好 (Group 1)	中等 (Group 2)	差 (Group 3)	良好 (Group 1)	中等 (Group 2)	差 (Group 3)
糖化血红蛋白 /%	< 7.5	< 8.0	< 8.5	7.0 ~ 7.5	7.5 ~ 8.0	8.0 ~ 8.5
空腹或餐前血糖 / (毫摩尔·升$^{-1}$)	5.0 ~ 7.2	5.0 ~ 8.3	5.6 ~ 10.0	5.0 ~ 8.3	5.6 ~ 8.3	5.6 ~ 10.0
睡前血糖 /(毫摩尔·升$^{-1}$)	5.0 ~ 8.3	5.6 ~ 10.0	6.1 ~ 11.1	5.6 ~ 10.0	8.3 ~ 10.0	8.3 ~ 13.9

注：①低血糖风险较高的药物，如胰岛素、磺脲类药物、格列奈类药物等；②糖化血红蛋白、空腹或餐前血糖及睡前血糖控制目标源于美国内分泌学会发布的《老年糖尿病患者治疗临床实践指南》。

餐后血糖控制的目标暂无充分的临床证据或指南依据进行推荐，目前可根据美国糖尿病学会制定的《糖尿病医学诊疗标准》提出的，糖化血红蛋白（HbA1c）对应的餐后平均血糖水平确定餐后血糖控制目标，即糖化血红蛋白 6.50% ~ 6.99% 对应血糖 9.1 毫摩尔 / 升，7.00% ~ 7.49% 对应血糖 9.8 毫摩尔 / 升，7.50% ~ 7.99% 对应血糖 10.5 毫摩尔 / 升，8.00% ~ 8.50% 对应血糖 11.4 毫摩尔 / 升。

 误区解读

和血糖有关指标必须"达标"

经常有患者拿着化验单看到糖化血红蛋白超出了报告单上显示

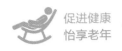
的正常范围上限值，觉得自己血糖没控制好，就很焦虑。其实大可不必，就像上面提到的，治疗是个体化治疗，血糖控制目标也因人而异，需同时防治糖尿病和低血糖。老年人需要了解低血糖常见原因及症状，尽可能避免低血糖的发生。

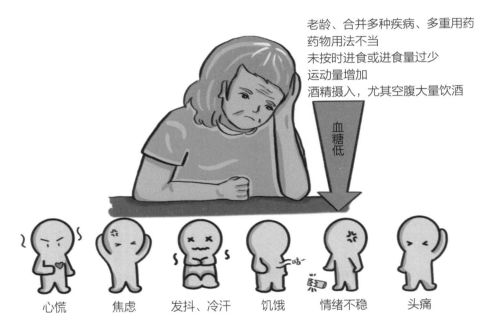

老龄、合并多种疾病、多重用药
药物用法不当
未按时进食或进食量过少
运动量增加
酒精摄入，尤其空腹大量饮酒

血糖低

心慌　　焦虑　　发抖、冷汗　　饥饿　　情绪不稳　　头痛

低血糖常见原因及症状

除常见原因外，老年糖尿病患者自身认知功能下降、合并自主神经病变等也是导致严重低血糖风险增加的重要原因。老年糖尿病患者低血糖的症状也与普通成年人群有所不同，老年人可以表现为头晕、视物模糊、意识障碍等，夜间低血糖可表现为睡眠质量下降、噩梦等。老年糖尿病患者也更容易发生无症状性低血糖，导致严重低血糖，甚至危及生命。

为降低老年糖尿病患者低血糖发生风险，除医生提供的个体化治疗方案外，风险较高的老年人群应该更为积极地进行自我血糖监测。

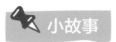 **小故事** **测量血糖技术的发展**

最初人们是通过尿糖来监测血糖的。本内迪克特试剂（Benedict reagent）烧灼法通过尿液变色程度间接反映血糖的变化，后续有尿糖试纸直接比色测定。1966 年，汤姆·克莱姆斯（Tom Clemens）开始研究血糖仪，并于 1968 年首先开发出血糖仪模型。随后血糖仪经历了水洗式血糖仪，擦血式血糖仪，比色法血糖仪，电化学法血糖仪，微量血、多部位采血血糖仪等的发展，最常用的是电化学法。近年来，随着人工智能及传感器领域的蓬勃发展，无创及微创法监测血糖的设备取得较大的突破。持续葡萄糖监测可以提供连续血糖信息，更好地反映血糖波动情况。目前，无创血糖检测技术主要基于光学、电磁波、电化学法、传感器、代谢热技术等原理，对血液中葡萄糖浓度进行直接测量，或是通过尿液、泪液、眼房水、唾液、呼出气体等实现间接测量。随着光学、计算机、传感器和医学等学科领域的不断深入与融合，期待未来可开发出满足临床需求的无创血糖测量设备，这将提高数亿人的生活质量。

（乔静涛　郭立新）

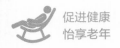
长了甲状腺结节就是得癌了吗
——关于甲状腺结节的那些事儿

　　张阿姨退休之前是公司财务人员，工作压力大，整天面对电脑和各种各样的数字，有时晚上还要加班，忙了一辈子，但张阿姨一直也不觉得身体有什么问题，在单位体检的时候，每次血压、血糖和血脂都在正常范围，她笑称自己是"三不高"人士，从来不担心自己的健康情况。上个月，张阿姨终于退休了，一下子闲下来还真有点儿不适应，女儿看她没事干，就给她安排了一个全面的体检。这一查不要紧，居然发现脖子里甲状腺长了结节，这下张阿姨慌了，听隔壁邻居说，长了结节就是得了癌，活不久了。从此张阿姨茶饭不思，整天愁眉苦脸。甲状腺结节真的就是癌吗？得了甲状腺结节该怎么办呢？

 小课堂 ● ● ● ● ● ● ● ● ● ● ● ● ● ● ● ● ● ●

1. 什么是甲状腺结节

　　甲状腺结节是在甲状腺内的肿块，是甲状腺细胞局部异常地增长和增生导致的病变，会在吞咽动作时随甲状腺上下移动，可以在体表触及。

　　目前，甲状腺结节在人群中的发病率较高，在女性和男性分别有 6% 和 2% 的发病率，是临床常见的病症之一。临床上有很多的甲状腺疾病都可以表现为结节，如甲状腺囊肿、甲状腺腺瘤、甲状腺恶性肿瘤等。虽然发病率较高，但大部分甲状腺结节都是良性的，只有小部分是恶性的，我们大可不必"谈结节色变"。

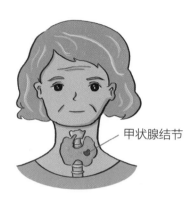

甲状腺结节

2. 为什么会得甲状腺结节

目前，甲状腺结节的发病机制尚不明确，一般认为，在多种因素的共同作用下才会导致甲状腺结节的发生，其中遗传、过量接受X线照射、碘摄入量过多或者过少、情绪等因素可能同甲状腺结节发生有一定相关性。另外，甲状腺囊肿、甲状腺的慢性炎症也会表现为结节样，我们需要认真鉴别。

现在甲状腺结节的检测技术已经提高，可以通过甲状腺 B 超识别出非常小的甲状腺结节，可早期干预治疗。

3. 甲状腺结节一般有哪些临床表现，出现哪些症状需要立即去医院检查

大部分患者得了甲状腺结节没有任何表现，日常生活也不会有任何不适，通常是在医院进行体检的时候或者在做常规甲状腺 B 超时发现。小部分患者可以自己摸到甲状腺结节。

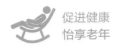
部分患者会出现：颈部疼痛、局部水肿、声音嘶哑、吞咽困难或者有气急、咯血等表现。如果伴有甲状腺功能异常，还可能出现一些甲状腺功能亢进的症状，比如突眼、心慌、食欲亢进等。

大部分甲状腺结节是良性的，但如果出现以下这些情况，就提示可能有恶变的危险，需要立即去正规医院检查和治疗：结节的增长速度变快；突然出现呼吸困难、声音嘶哑等一些压迫的表现；甲状腺质地改变；出现颈部淋巴结的肿大。

4. 得了甲状腺结节需要做哪些检查

（1）触诊：医生需要对患者做一个触诊，明确甲状腺结节的质地、大小、形状和周围的粘连情况。

（2）血液检测：抽血检查甲状腺功能全套指标，包括促甲状腺素、游离三碘甲腺原氨酸、游离甲状腺素、甲状腺抗体等，观察甲状腺功能状态。

（3）甲状腺 B 超检查：这是甲状腺结节检查的重要方法，超声检查能发现直径 1 毫米的结节，不仅如此，B 超还可以帮助医生判断结节的良恶性。

（4）甲状腺的 CT 或者 MRI 检查：甲状腺的影像学检查可以观察到结节和周围组织的关系及向胸骨后延伸的情况。

（5）甲状腺核素扫描：可以帮助明确甲状腺结节的性质。

（6）甲状腺穿刺细胞学检查：甲状腺结节穿刺活检是判定结节良恶性最可靠的检查方法，但是对操作的要求比较高，需要准确穿刺在病变部位，才能获得结果。因为如果恰好穿刺在良性组织上，那么恶性组织就成了"漏网之鱼"。因此，只有当 B 超怀疑结节是恶性或低回声实性结节直径 > 1 厘米时，才需要做穿刺这种有创检查。

5. 甲状腺结节应该如何治疗，一定要开刀吗

　　良性甲状腺结节如果没有造成严重的压迫或者其他症状，可以由医生对患者进行长期随访和甲状腺功能的检查，如果短期内没有变大，可以不用处理，定期随访就行了。

　　一些比较大的结节，如果造成了局部的压迫，引起了呼吸困难和吞咽困难，就需要采用手术方法来进行干预。

　　如果综合检查高度怀疑恶性结节或者甲状腺结节穿刺检查发现是恶性结节的患者，需要采用手术治疗，手术不仅要切除结节，还要根据结节的恶性程度必要时切除部分周围的甲状腺组织，如果有淋巴结转移，还要切除转移的淋巴结，防止肿瘤的转移和播散。

知识扩展

1. 为什么甲状腺结节患者越来越多

　　甲状腺结节的发病与遗传、X 线、碘摄入量有关，目前病因尚不明确。甲状腺结节的患者很多，同现在快节奏的生活方式、不健康的饮食习惯有关；也和诊断水平的提高有很大的关系。最新的高清晰超声检查项目，使甲状腺结节可以在早期被检测出来。而在体检项目中增加甲状腺 B 超和核素显像，使得更多人有机会被检出早期甲状腺结节。

2. 得了甲状腺结节平时要注意什么

　　甲状腺结节的患者在日常生活中应该注意不要过分的焦虑和紧张，要保持情绪的平稳。工作不宜过于劳累，要劳逸结合，不要过

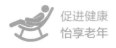
多接触放射性的 X 线，不要长时间用手机或者抽烟。

饮食应注意少吃辛辣刺激性的食物，不要过多食用富含碘的食物，比如海带、紫菜、海蜇、海苔以及藻类食物等。

同时需要定期监测脉搏、心跳、心率和血压的变化，如果有异常，需要及时到医院进行检查和治疗。

 误区解读

甲状腺结节就是肿瘤

甲状腺结节的病因和类型比较复杂，并不都是肿瘤，它包括甲状腺炎性结节、甲状腺囊肿、甲状腺腺瘤、甲状腺恶性肿瘤等，以甲状腺腺瘤最为常见。大部分甲状腺结节都是良性的，恶性结节的比例仅占 5% ~ 10%。

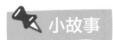 小故事　碘剂的发现与应用

甲状腺疾病或多或少跟碘元素有关联，而治疗某些甲状腺疾病也需要靠一些含有碘元素的药物，但是碘与甲状腺的关系是如何被发现的呢？早在公元前我国古代典籍中就有关于"瘿"（也就是甲状腺肿）的记载，但对于甲状腺疾病的科学研究开始于 19 世纪。作为甲状腺疾病的病因观察，环境因素（尤其是食物、饮水和其他应激物）的研究，是那时候观察和研究的热点。1812 年，法国药剂师贝尔纳·库尔图瓦（Bernard Courtois，1777—1838）发现，盛装海草灰溶液的铜制容器很快就遭到腐蚀，于是他进行了研究，他

将硫酸倾倒进海草灰溶液中，发现溶液放出一股美丽的紫色气体，这种气体在冷凝后不形成液体，却变成暗黑色带有金属光泽的结晶体，他把它命名为碘。后来的科学家发现在甲状腺内存在含碘的有机化合物，并在溪水中的鳟鱼中发现其发生的甲状腺肿是由于缺碘所致，推测碘剂可以用来治疗甲状腺肿。但普通的碘是有毒的，无法用于人类治疗甲状腺疾病，所以一直少有人进行相关试验。到了1816年，英国化学家威廉·普鲁特（William Prout，1785—1850）秉持勇敢坚持的科研精神用自己的身体试验了碘的毒性，并成功地应用碘治疗了甲状腺肿。从此以后，更多的医学先驱看见成功的道路，越来越多地进行了碘与甲状腺治疗的相关试验，碘元素与甲状腺之间的关联才越发明晰了起来。

（胡　予）

寂静的"杀手"
——骨质疏松症

任阿姨 76 岁，退休后在家照顾小外孙，雨后走路滑了一下，手撑地站起后觉得后背和前胸都非常疼。忍痛休息了 1 天后到医院就诊，拍片后确诊椎体压缩性骨折、严重骨质疏松。

骨质疏松症的
防治

任阿姨平时注意保养，每年都会做体检，确诊后她一直在追问：怎么会出现这么严重的问题呢？

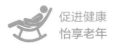

 小课堂 ······································

1. 什么是骨质疏松症

　　骨质疏松症是以骨量减低、骨显微结构退化、骨脆性增加，易发生骨折为特征的一种全身系统性骨骼疾病。前边提到的任阿姨，有长期不晒太阳、不常运动、营养补充不足的情况，这就导致她患上了骨质疏松症。

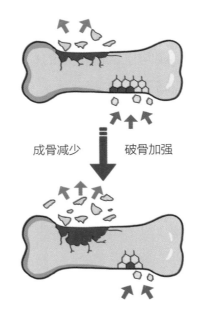

成骨减少　　　破骨加强

正常骨发展至骨质疏松

2. 哪些人容易得骨质疏松症

　　低体重、高龄、月经初潮来得晚、绝经比较早是骨质疏松症的危险因素。吸烟、酗酒、钙量摄入不足、服用某些特定药物（长期使用糖皮质激素、甲状腺素抑制药物、苯妥英钠、苯巴比妥、促性腺素释放素激动剂、芳香酶抑制剂、长效醋酸甲羟孕酮、肝素，过量使用维生素 A 等）、有炎性疾病或有脆性骨折史、绝经，都会增加患骨质疏松症的风险。得骨质疏松的人群会发现近阶段身高变矮。

3. 骨质疏松症有原发的还有继发的

骨质疏松症按病因分为原发性和继发性两大类。原发性骨质疏松症包括：①绝经妇女骨质疏松症（Ⅰ型），一般发生在女性绝经后 5 ~ 10 年内；②老年性骨质疏松症（Ⅱ型），一般指 70 岁以后发生的骨质疏松。继发性骨质疏松症指由任何影响骨代谢的疾病和 / 或药物及其他明确病因导致的骨质疏松。影响骨代谢的疾病包括：胃肠道疾病、厌食症、维生素 D 缺乏、骨髓疾病和肿瘤、高尿钙症（有或无肾结石）、性腺功能低下（包括高泌乳素血症）、甲状旁腺功能亢进症、甲状腺功能亢进症、皮质醇增多症等。

4. 骨质疏松症怎样诊断

目前，骨质疏松症的诊断有两条途径。

（1）双能 X 线吸收仪（DXA）测定骨密度：如果 T 值 ≤ − 2.5 则诊断为骨质疏松症。

（2）患者已经发生低暴力性骨折，则可以诊断为骨质疏松性骨折，又叫脆性骨折，即骨质疏松症和骨折。什么是"低暴力性骨折"呢？一般低于身高的高度跌倒、咳嗽或者站立时弯腰捡东西引起的骨折，就是低暴力性骨折。

5. 测定骨密度有没有禁忌

DXA 测定骨密度的放射剂量较小，一次检查人体吸收的辐射能量低于坐飞机从拉萨到北京往返一次在天空接受的辐射剂量，所

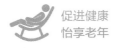
以骨密度测定不需要放射防护。但有些情况不适合做骨密度检测，如妊娠、最近有造影检查（72 小时内）、最近做过核医学检查、身上植入过多内固定物、体重超过检查设备的承重极限等。现在 DXA 测定主要采集第 1～4 腰椎椎体、全髋和前臂 1/3 处的骨密度数据，一般 10 分钟左右可以完成。一般间隔一年需要重新测定一次骨密度。

 知识扩展

1. **什么人需要关注预防骨质疏松症**

（1）50 岁以上人群都要开始预防骨质疏松症。因为女性在 50 岁以后已经绝经或者进入围绝经期，激素水平的变化容易引起骨质疏松。男性在 35 岁达到骨量峰值后，50 岁已经处于骨量丢失的阶段，所以专家建议 50 岁以上人群预防骨质疏松症。

（2）女性应该从孕期就开始重视骨健康，孕妇摄入的营养如果不均衡，体内骨骼中大量的钙元素会释放入血液来满足胎儿的需要，坐月子时产妇发现自己牙齿松动了，就是因为没有补足营养的结果。均衡营养不仅仅是补钙，还需要到临床医生或者营养师那里全面评估。

2. **骨质疏松如何治疗**

骨质疏松症的用药一般有：钙剂、维生素 D、破骨细胞抑制剂、成骨细胞促进剂、降钙素、雌激素、选择性雌激素受体调节剂、生物制剂和中药等。

如何补钙：人体营养需要全面均衡，如果不偏食的话，日常食物中钙和维生素 D 都是足够的。富含钙的食品很多，比如酸奶、乳酪、黄油、小鱼干、干虾米、牡蛎、新鲜牛奶等动物食品，还有豆腐、豆干、黑芝麻、紫菜、海带、芥蓝、苋菜、金针菇等蔬菜。药品更是五花八门，有碳酸钙、柠檬酸钙、枸橼酸钙、氨基酸螯合钙等化学分子，一般人很难选择。医生关心的是药品里的"元素钙"含量，普通人每天补充元素钙 1 000 毫克就足够。生长发育旺盛的青少年和孕妇需要适当加量，但不建议每天超过 2 000 毫克元素钙。请注意这个 1 000 毫克包括了食品、药品和保健品的元素钙总量。

如何补充维生素 D 呢？人类皮下的 7- 脱氢胆固醇能够在太阳紫外线的作用下，转化为维生素 D_3。维生素 D 能够促进肠道对钙的吸收，能够帮助钙元素沉积到骨骼中增加骨强度，同时对细胞生长、神经肌肉和免疫功能完善以及减轻炎症有作用。这是一种类似激素的化合物，不同的是激素直接分泌由人体产生进入血液，到达靶器官发生作用，而维生素 D 则是皮下胆固醇异构成维生素 D_3，在肝脏代谢成 25- 羟维生素 D_3（骨化二醇），最终在肾脏成 1,25-二羟维生素 D_3（骨化三醇），才能作用于靶器官发挥作用。市场上销售的普通维生素 D，每天口服 20 微克（800 国际单位），最高限量 40 微克。骨化二醇和骨化三醇属于药物，请根据医嘱调整剂量。

那又如何晒太阳呢？万物生长靠太阳，所有人都需要晒太阳，户外活动时间少的人群、老年人、孕妇、母乳喂养的婴幼儿及生长发育的儿童，需注意多晒太阳。晒太阳需要防止眼睛和皮肤的灼伤，通常可以裸露四肢背对阳光，为避免出现色素沉着，建议每次20 分钟。

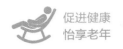
人体的骨骼是一个动态系统，每时每刻都有 10% 的骨骼在更新，所以现在骨密度正常不等于骨质永远不疏松。建议治疗后骨密度正常的患者，依然定期复诊，每年做一次骨密度，动态观察自身指标，让医生和自己一起监护自己的骨骼健康。

3. 中医治疗骨质疏松症

中医有"筋长一寸，寿延十年""内练一口气，外练筋骨皮""骨为人之架，筋为骨之束；筋缩则骨节粘，筋拔则骨节开，筋萎缩骨质松"等说法。所以骨质疏松症在辨证论治里有的属于脾胃气血两亏，予补气健脾、强肾壮骨；有的属于肝肾两虚，需滋阴平肝、调理阴阳。除了常见的淫羊藿、骨碎补可以补肝肾、强筋骨，预防和治疗骨质疏松外，中国的八段锦、太极拳都讲究动作、呼吸和意念融合，能够起到强筋壮骨的作用，是用来预防和治疗骨质疏松的理想运动方式。虽然祖国传统医学和现代西医的理论体系不同，但越来越多的循证医学研究表明，中医对预防骨质疏松症、肌少症等的确有效。

 误区解读

1. 人老了总会有骨质疏松的，看病吃药也没用

骨质疏松症发病初期并没有什么症状，基于发病人数如此庞大，所以被称为"静悄悄的流行病"。全球人口 75 亿，患骨质疏松的女性 2 亿人左右，60～70 岁女性中 1/3 患有骨质疏松症，80 岁以上女性中 2/3 患有骨质疏松症。所以并不是人老了总会有骨质疏松。经过全球专家几十年的努力，人类积累了很多经验，制造了

很多新药物，让骨质疏松成为可防可治的疾病，只要医患合作，骨质疏松症是可以有效预防和治疗的。

（施慧鹏）

答案：1.D；2.A；3.×

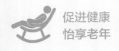
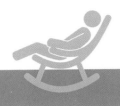

健康知识小擂台

单选题：

1. 糖尿病典型症状"三多一少"指的是（　　）

    A. 多食、多饮、体重增加，尿少

    B. 高血糖、高血脂、高血压，体重下降

    C. 多饮、多尿、嗜睡，食欲下降

    D. 多饮、多食、多尿，体重下降

2. 一般间隔多长时间需要重新测定一次骨密度（　　）

    A. 一年　　　　　　　　　B. 两年

    C. 三年　　　　　　　　　D. 四年

判断题：

3. 得了甲状腺结节就是得肿瘤、得癌了。（　　）

老年人内分泌疾病
早防范早治疗
自测题

（答案见上页）

不可忽视的老年人泌尿系统疾病

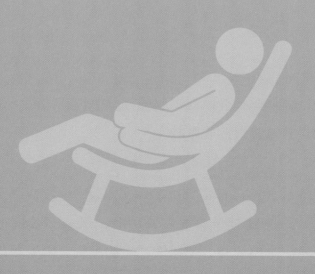

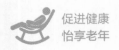
随着年龄逐渐增长，老年人泌尿系统出现一系列退行性变化，使得老年人对某些致病因素的敏感性增高，患病风险增高。泌尿系统常见的疾病有慢性肾脏病和男性良性前列腺增生，了解相关疾病的知识，有助于老年人早防早治，安享晚年。

腰酸乏力是肾虚了吗
——关于慢性肾脏病的防治

王爷爷，今年 75 岁，高血压 20 多年，一直按时吃降压药，血压一直控制得很好。糖尿病有 5 年，吃着降糖药，血糖控制得也不错。最近半年多觉得腰酸乏力，估量夜里的尿比白天多，自己觉得可能是年龄大了肾虚，买了不少的补品"补肾"，可是越吃症状越重，到医院一检查，诊断为慢性肾脏病，肾功能异常。

慢性肾脏病的
防治

 小课堂 • • • • • • • • • • • • • • • • •

1. **什么是慢性肾脏病**

慢性肾脏病是指各种原因引起的肾脏结构或功能异常，持续时间 > 3 个月，并对健康造成影响。

2. **增龄对老年人肾脏的影响**

肾脏是维持人体正常生理活动的"过滤器"，承担着水处理、电解质平衡、维持酸碱平衡等重要功能，也是它通过水将代谢废物、有害物质等排出体外，是尿液产生的源头。随着年龄的增加，肾脏的结构会发生明显的变化，肾脏的重量逐渐减轻，体积缩小，同时，肾脏的血流也随着年龄的增加而减少，有功能的肾小球逐渐减少，硬化功能不良的肾小球逐渐增多，最终导致肾功能随着年龄的增长逐渐减退。

临床上，我们常看的肾功能的指标是血肌酐，但血肌酐的测定易受年龄、性别、饮食、体型等因素的影响，老年人容易合并食欲减退、肌肉萎缩、蛋白质代谢率降低等，即使血肌酐值尚在正常范围，肾功能可能已经减退，所以不能单独根据血肌酐水平评价老年人的肾功能。以血肌酐为基础估算的肾小球滤过率（eGFR）常规用于肾功能的评估和监测，才是慢性肾脏病诊断和分期的最重要指标。

3. 老年慢性肾脏病的常见病因

慢性肾脏病的患病率随年龄的增高而逐渐增加，老年慢性肾脏病患病率要显著高于青中年人。高血压肾损害是老年慢性肾脏病最主要的病因，近年来糖尿病肾病逐渐成为导致老年慢性肾脏病的常见病因，此外还有痛风等都可能对肾脏造成损害；上述疾病长期得不到有效的控制，可能出现肾病并发症，如高血压肾损害、糖尿病肾病、尿酸性肾结石或痛风肾。

4. 避免发生急性肾损伤

随着年龄的增加，肾脏的储备能力明显下降，因此老年人对各种肾损伤因素的敏感性更高，极易发生急性肾损伤，并且损伤后肾功能恢复的比例低，进展至慢性肾脏病和终末期肾脏病的风险更高。

（1）肾脏低灌注是老年急性肾损伤的常见因素：各种原因导

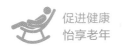
致的出量、入量不足；呕吐腹泻导致的胃肠道液体丢失；不适当应用利尿剂、严重的低蛋白血症、严重感染引起的败血症休克及各种原因引起的失代偿心衰等，都会导致肾脏低灌注，有效血容量不足。

（2）多重用药值得老年人重视：老年患者的伴发疾病较多，病情复杂，往往需要使用多种药物治疗，因此药物不良反应和药物间相互作用的问题较多。引起急性肾损伤的常见药物主要有碘对比剂、抗生素、非甾体抗炎药、抗病毒药物、抗肿瘤药物等。误用肾毒性中草药以及滥用和过量服用中草药导致的肾损害也不容忽视。

（3）尿路梗阻：如果出现尿量突然减少甚至无尿，要注意排除尿路梗阻，尿路梗阻导致尿潴留，尿潴留会造成肾损伤。常见引起尿潴留的疾病有前列腺肥大、尿路结石、神经源性膀胱等；恶性肿瘤，包括前列腺癌、膀胱癌、盆腔及腹膜后肿瘤等也可造成尿路梗阻而导致肾损伤。

5. 延缓慢性肾脏病的进展

（1）控制血压，定期测量血压，高血压患者需要控制血压正常，130～140mmHg/70～80mmHg 为宜，有特殊疾病的老年朋友还要听从医生的建议。

（2）糖尿病患者需要规范治疗，控制血糖在合理的范围。

（3）均衡膳食，科学合理的蛋白质能量摄入。

（4）避免劳累、感染，出现发热、腹泻等情况，要积极补充液体摄入，避免脱水；急性感染及时就医治疗。

（5）很多药物需要经过肾脏代谢，警惕药物带来的肾损害，遵医嘱用药，不要盲目服用成分不明的保健品和有肾毒性的中药，避免药物滥用。

（6）因为慢性肾脏病通常症状不明显，如不进行化验检查很难早期发现。建议根据身体状况定期进行尿液、血液检查，评估肾脏功能。

 知识扩展

哪些表现提示可能有肾脏病

老年慢性肾脏病是一个"沉默的杀手"，确诊往往可能就是晚期。其实肾病的发展也有过程，身体如果出现下列这些症状，可能是肾脏的求救信号，要引起重视。

（1）尿色异常：正常的尿色应该是淡黄色，清亮透明，空腹时尿色可略深；如尿液颜色呈粉红色或红色、酱油色，或尿液浑浊有絮状物，都是异常表现。

（2）尿量异常：正常饮食的成人每日尿量多在 1 000～2 000 毫升，如尿量明显减少（24 小时少于 400 毫升）或增多（24 小时超过 2 500 毫升）都是异常状态。

（3）尿中泡沫增多，并且静置后不消失，需要到医院进行尿常规检查。

（4）乏力，或伴有颜面部或双下肢浮肿，可能与肾脏疾病有关，需要到医院进一步检查。

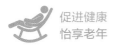

 误区解读

中医所说的"肾虚"就是肾脏病

中、西医的肾脏概念有关联，但并不完全相同。首先，要了解中医和西医的"肾"所代表的意义。中医常说的肾虚中的"肾"是脏腑学说五脏中的"肾"，中医理论的肾主藏精、主骨生髓、主水，与生长发育、生殖力、水代谢等多方面相关。中医的肾脏概念抽象宽泛，包含了多器官系统功能。而西医的肾脏，是大家经常在一些医疗图片上看到的一对"蚕豆"，位于背部脊柱的两侧，属于腹膜后的一个身体器官。西医说的肾脏最重要的功能就是排泄多余的水分及代谢废物，同时还生成一些调节机体代谢的激素，如促红细胞生成素、肾素等，这些激素参与造血、骨代谢及血压的调节。

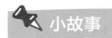 **第一台血液透析机的诞生**

尿毒症导致肾脏无法产生尿液，从而使代谢废物与垃圾不能及时排出体外，蓄积在体内毒害身体。血液透析是尿毒症患者有效的治疗手段。血液透析机是怎么被发明的呢？

19 世纪中叶，苏格兰化学家托马斯·格雷姆（Thomas Graham）（1805—1869）利用牛的膀胱作为过滤分子的膜，制作出了人类历史上第一个真正意义上的过滤器。他在这个发明的基础上，继续实验，又发现了一个有趣的现象：涂有蛋清的羊皮纸能够起到半透膜的作用，晶体物质（尿素等废物）可以经蛋清羊皮纸扩散到水中，而胶体物质（大分子蛋白）则不能。他将此特殊弥散现象称为

"透析"。

1943 年，荷兰人威廉·科尔夫（Willem Kolff）用一个木条制成旋转的鼓桶，在鼓桶外缠绕了 30～40 米的醋酸纤维素膜（半透膜肠衣）后，放到一个透析液缸里。使用时，患者的血液从手腕动脉进入半透膜肠衣，通过置于盐水浴中的鼓转动中搅拌，推动血液进行体外循环。由于肠衣是半渗透的，随着鼓的滚动，尿素等废物被排出，大分子蛋白被保留。然后将经渗透后"干净"的血液输送回患者体内，就这样"人类第一台透析机"诞生了。

（马　清　王　珊）

尿不爽，起夜多
——良性前列腺增生是否会癌变

李大爷今年 68 岁了，最近一个月排尿越来越不得劲儿，总是感觉尿不干净但又尿不出来，每天起夜三四次，特别影响生活，咨询后考虑良性前列腺增生可能性较大，什么是良性前列腺增生，其发生的原因是什么，可否预防？如何识别诊断、治疗？良性前列腺增生是否会导致前列腺癌变呢？

良性前列腺增生
是否会癌变

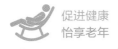
 小课堂

1. 什么是良性前列腺增生

　　良性前列腺增生也称为前列腺肥大。前列腺是男性泌尿生殖系统的组成部分，正常前列腺重约 20 克，外形像一颗倒着的板栗，上面贴着膀胱，下头抵着尿生殖膈，后面是直肠，中央有尿道穿行。中老年男性或多或少有良性前列腺增生。良性前列腺增生始于 40 岁以后，但 60 岁以上的老年人更为多见。

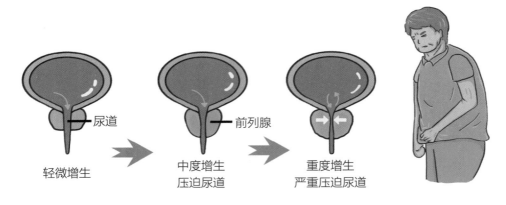

良性前列腺增生

2. 良性前列腺增生发生的原因是什么，能不能预防

　　年龄增长和有功能的睾丸是良性前列腺增生的两个必备条件，其他原因如下。

　　（1）遗传倾向：父辈和同辈有良性前列腺增生的，患病率会高于其他人。

　　（2）饮食结构：常食粗茶淡饭者，患病率低；高脂肪高蛋白饮食者患病率高。

（3）糖尿病病史、吸烟、性功能障碍、疾病导致的神经损伤、前列腺癌或膀胱癌的个人或家族史、膀胱刺激剂（如烟、酒、咖啡等）。

引发良性前列腺增生的原因并非单一因素，而是多种因素综合作用的结果。良性前列腺增生是不可预防的，但并发症（如结石、肾积水和肾后性尿毒症）是可以预防的。

3. 良性前列腺增生如何诊断

男性增生的前列腺腺体会挤压尿道，造成尿道变细、变窄，导致排尿阻力增大，出现尿频、尿急、排尿困难、尿线变细及夜尿增多等症状。

长期的尿路梗阻造成膀胱逼尿肌过度收缩，导致其收缩力下降，排尿时排不干净，残余尿增加；还可造成尿路感染和膀胱结石。

确诊良性前列腺增生需要结合症状、体检和相关检查。通过直肠指诊和 B 超检查能够了解增生的部位和程度，对尿道的压迫情况，膀胱残余尿量。此外，尿流动力学检查和血液生化检查能够帮助医生了解患者是否有排尿功能减退和肾功能受损，在膀胱尿量达 200 毫升以上时，男性尿流率一般大于 20 毫升 / 秒，大于 15 毫升 / 秒提示正常的膀胱逼尿肌功能，低于 10 毫升 / 秒提示有梗阻，尿流率越低则可能梗阻越严重。国际前列腺增生症状评分（IPSS）可以判断症状的严重程度。

医生还会查尿常规看看是否有感染，抽血检测血清前列腺特异性抗原（PSA），排除前列腺癌。PSA 是由前列腺分泌的一种物

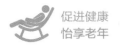
质，在血液中小于 4 纳克 / 毫升，该数值越高提示前列腺癌的可能性就越大。

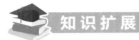

知识扩展

1. 良性前列腺增生是不是都需要治疗

不是所有的良性前列腺增生都需要治疗。对于症状较轻且不影响生活质量的患者，暂不用治疗，可以定期检查，密切关注。平时生活起居要注意以下几点。

（1）减少服用抗胆碱能药物（如阿托品、山莨菪碱、东莨菪碱、颠茄、丁溴东莨菪碱、溴丙胺太林等）。

（2）控制体重，注意不憋尿。

（3）饮食清淡，少食辛辣刺激、烟酒咖啡等食物。一些患者在过年过节时，呼朋引友大量喝酒，使前列腺充血导致排尿困难，甚至无法排尿，以致节日期间来看急诊，这样的病例很多，需引以为戒。

2. 去医院就诊前整理好以下问题的答案，有助于医生快速了解病情

（1）什么时间开始出现的症状。

（2）出现了什么症状。

（3）症状有无加重，什么情况下会加重。

（4）是否有吸烟史、饮酒史。

（5）是否有前列腺癌、膀胱癌的个人或家族史。

3. **对于影响排尿且因此降低了生活质量的患者，可选用药物治疗**

药物治疗包括：①可松弛前列腺尿道平滑肌的缓释药片，每片有效时长为一天。②一种可使前列腺缩小的药。上述两类药联合使用，效果更好些。此外，还有植物药和中药。当这些药物对患者失去了作用，排尿困难无法缓解时，才需要进行手术治疗。

4. **良性前列腺增生手术治疗近年有较大的进展**

良性前列腺增生既往多采用开放式手术治疗，创伤大，出血多；后来，经尿道前列腺电切术被逐渐采用，此方法虽创伤小，但术中、术后易出血；目前，最先进的方法是采用激光治疗，创伤更小，没有出血或很少有出血。

 误区解读

良性前列腺增生会导致前列腺癌变

良性前列腺增生不会进展为前列腺癌。前列腺增生与前列腺癌发生在同样的年龄，但是病变的位置和机制完全不同。前列腺分为移行区、外周区和中央区。前列腺增生一般发生在前列腺的移行区，而前列腺癌发生在前列腺的外周区。由于良性前列腺增生和前列腺癌都会导致前列腺体积增大，对尿道压迫导致一系列异常症状，很容易让人混淆，在出现相关症状时要及时就医，不要盲目焦虑。

（王建业　周白瑜）

答案：1.A；2.A；3.×

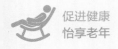
促进健康
怡享老年

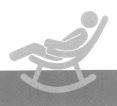

健康知识小擂台

单选题：

1. 正常尿液颜色或性状是（　　）

    A. 淡黄色、清亮透明

    B. 粉红色或红色

    C. 尿液浑浊

    D. 尿中泡沫增多，好长时间不散

2. 以下关于前列腺说法**错误**的是（　　）

    A. 前列腺男女都有

    B. 前列腺位于膀胱和尿生殖膈之间

    C. 尿道从前列腺中间穿过

    D. 中老年男性或多或少会有前列腺增生

判断题：

3. 前列腺增生是老化的自然过程，不需
    要治疗。（　　）

不可忽视的老年人
泌尿系统疾病
自测题

（答案见上页）

老年人必须知道的骨关节秘密

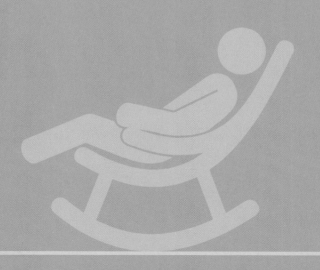

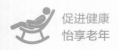
自古以来，人类就有骨关节病，它是导致人类"致残的头号疾病"。有许多老年人因骨关节病失去行动的自由，饱受骨关节病痛的折磨，生活质量受到严重影响。本章介绍膝骨关节炎、骨质疏松性椎体压缩骨折、髋部骨折的防治知识，结合前面有关骨质疏松、跌倒、饮食、运动的内容，共同促进老年人建立健康的生活方式，促进骨关节健康。

膝盖疼得下不了地，广场舞阿姨如何重返"战场"——膝骨关节炎的防治

丁大妈今年 59 岁，平时没事儿会去跳跳广场舞或者打打太极拳，近来膝盖疼得特别厉害，没法下地走路，有时候夜间睡觉都疼醒了。由于之前也出现过这样的情况，每次吃点儿药，缓几天就好了，这次她也就还按照老办法处理。结果半个多月过去了，症状并没有好转，时轻时重，不得不去医院检查，诊断为膝骨关节炎，医生说需要做关节置换术，一听手术，丁大妈立马心里没底了，除了费用高外，内心也是害怕。难道除了吃药、打针、手术外就没有其他的治疗方式吗？

膝骨关节炎的
防治

 小课堂 · · · · · · · · · · · · ·

1. **什么是膝骨关节炎**

膝骨关节炎，又称老年性关节炎，是一种因长期慢性磨损导致

的膝关节关节"老化"。病变起初发生在软骨，后续蔓延至骨骼。多数情况下，这种变化是随时间缓慢进展，一般不引起人们的注意。

2. 膝骨关节炎导致的危害

膝骨关节炎可引起关节疼痛和变形，关节疼痛反复发作且越来越严重，最终导致行走、上下楼梯困难。

（1）初期症状：在久坐或长时间平躺后，关节出现"锈住"了的状况；在受压时会感受到的轻微疼痛；在行走劳累后出现疼痛。

（2）晚期症状：持续性疼痛，源自控制和稳定关节的大腿股四头肌肌肉疼痛。

（3）表现在关节的功能方面：在步行、登楼梯或起身时感觉不稳，膝关节有时有肿胀感，在膝关节受力时有关节"卡住"的情况。

3. 膝骨关节炎的预防措施

除年龄外，引起骨关节炎的危险因素还包括膝关节慢性损伤、超重、受伤等。预防措施有老年人自己能做的和医生可以做的两类。

膝骨关节炎预防措施一览

老年人自己能做什么	医生可以做什么
避免超重或减轻体重 **采取健康的生活方式** · 平衡膳食，即摄入富含维生素和纤维的低脂饮食（多摄取水果和蔬菜、全谷物和低脂奶制品，少食肉、香肠和甜点） · 采取关节损伤少的运动（如骑行或游泳等）	**尽可能让膝关节结构完整且功能完好** · 治疗关节不稳（如关节对合不良）以及关节畸形 · 保留或部分切除受损的半月板 · 清除关节内的机械异物（如软骨或骨颗粒） · 处理关节邻近的骨折时，做到精确解剖复位

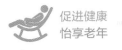
 知识扩展

膝骨关节炎的治疗

膝骨关节炎的病程较长，平均发病年龄为 53 岁，而接受关节置换手术的平均年龄为 65 ~ 69 岁。据此推算，从发病到进展到需要手术的平均时间间隔为 12 ~ 16 年，在这段时间内，患者主要表现为关节疼痛，呈现反复发作和进行性加重的特点。

膝骨关节炎的金字塔形阶梯治疗模式分三阶段。一阶段治疗指所有的膝骨关节炎患者均应接受以运动为核心的基础治疗；二阶段治疗指若效果不佳则考虑应用药物；三阶段治疗指考虑手术治疗。

一阶段治疗：国内外诸多的临床指南一致将运动疗法推荐作为膝骨关节炎的一线治疗措施。

运动治疗方式：运动治疗分为居家自主锻炼和专业人士指导两大类。目的是增强肌力、稳定关节、改善运动协调性和控制能力，进而减轻疼痛和改善关节功能，减少使用镇痛药物，延缓手术时间。

居家锻炼包括：健步走、游泳、低负重（一次能举起最大负重重量的30%）肌力训练，尤其要锻炼腰腹核心区域、大腿及臀部的肌肉及膝关节的活动度锻炼。频率为每周规律进行 1 ~ 2 次。在训练过程中需关注膝盖的疼痛，如果运动后如果有疼痛出现，记得及时在疼痛处冰敷 15 分钟左右，下次训练时适当降低训练强度。

专业运动处方包括：负重肌力训练、神经肌肉训练、步态训练和平衡训练等，皆需要在专业人士的指导下进行。

二阶段治疗：若效果不佳则考虑应用药物。膝骨关节炎的保守治疗主要是口服药物，可有效缓解骨关节炎引起的关节疼痛。但长期服用止疼消炎药会明显增加消化道出血、心血管事件和死亡风险等。

膝关节炎患者的药物治疗方式

作用方式	有效成分
关节内注射:将药物直接注射到关节腔中,仅在关节腔中发挥作用	· 可的松(高效消炎) · 软骨保护或软骨再生药物(以增强关节软骨,如透明质酸)
全身疗法:药物或通过肠道进入血液(片剂、滴剂、栓剂等),或立即进入血液(肌内注射)并在全身发挥作用	· 非甾体抗炎药(镇痛消炎) · 止痛药(止痛,如对乙酰氨基酚) · 软骨保护或软骨再生药物(如氨基葡萄糖硫酸盐)
局部疗法:将药物涂抹(药膏、喷雾剂)、擦拭(药膏、凝胶剂)或贴膏药在关节部位,使其渗入皮肤起作用	· 非甾体抗炎药

三阶段治疗:膝骨关节炎晚期严重疼痛的老年患者，可以进行人工关节置换术。是否进行手术依据以下几点。

1）膝骨关节炎的病因：若病因为细菌感染，则必须等到感染彻底治愈后才能进行人工关节置换术。

2）病程及发展趋势：骨关节炎发展的程度，进展的速度。

3）疼痛严重程度及活动受限情况。

4）其他关节疾病：如果其他关节也患有骨关节炎或类风湿性关节炎，则可以使用假体缓解症状。

5）年龄：老年患者使用假体通常磨损较少，使用寿命更长。

6）一般状况：是否存在任何可能影响手术成功的状况（如合并症、超重等）。

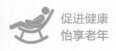
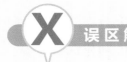

误区解读

减少运动就是保护膝盖

膝骨关节炎是因为软骨磨损导致的疾病，人们很容易想当然地认为，通过减少运动、多休息等方式就可以保护膝盖。恰恰相反，缺乏运动反倒会加剧关节疾病，原因如下。

（1）软骨仅在活动时才会有营养供应，所以减少活动会导致软骨营养不良，引起更多的软骨细胞死亡。

（2）如果增加健侧关节使用而减少患侧关节的使用，随着时间的推移，双腿或手臂肌肉会失去其正常平衡。因为肌肉只有经常使用才能保持强健，因此膝骨关节炎一侧肢体会出现明显的肌肉萎缩，这会显著损伤肢体运动协调性。

（林剑浩　李志坤）

老年人腰背痛且突然变矮
——骨质疏松性椎体压缩骨折的防治

王大妈 69 岁了，平时喜欢养点儿花花草草。这一日想给一盆花挪动一下位置，弯腰去搬发现比较吃力，但还是勉强搬了。这之后就出现腰背部疼痛，翻身时疼痛明显，必须非常小心。躺在床上不动不疼，躺着想坐起来非常吃力，坐起来后身体稍微前倾就会腰背痛，站起来的时候很痛，行动必须非常缓慢。

骨质疏松性椎体
压缩骨折的防治

王大妈在家卧床休息了几天也没有明显好转。去医院拍片一查，医生说是骨质疏松性椎体压缩骨折。怎么会这样呢，也没摔也没碰的怎么会骨折呢？

 小课堂

1. **什么是骨质疏松性椎体压缩骨折**

椎体压缩骨折一般是指前屈致伤力造成椎体前部压缩、后部正常，椎体楔形变的损伤，是脊柱骨折中较多见的类型。通俗来讲就是椎体由于外力损伤被压扁了。

2. **骨质疏松性椎体压缩骨折的原因和诱因是什么**

骨质疏松性椎体压缩骨折的根本原因是老年人的椎体存在明显的骨质疏松，椎体强度较年轻时明显减低，在此基础之上轻微外力就可以导致骨折。该骨折发生的诱因可以是老年患者走路不稳、平地摔倒，可以是弯腰搬重物，可以是坐车时明显的颠簸，甚至可以是剧烈的咳嗽。

3. **骨质疏松性椎体压缩骨折有哪些表现**

腰背部疼痛，脊柱后凸畸形，身高下降，腹胀、便秘。

4. **如何诊断骨质疏松性椎体压缩骨折**

如果出现了典型的骨质疏松性椎体压缩骨折症状应该及时到医院做检查确诊。到医院首先要拍一个 X 线片，可以发现腰椎或者是胸椎某个椎体变扁了，医生会建议再做 MRI 来进一步确诊。为什么要做 MRI 来确诊呢？因为在 X 线片上发现的椎体变扁，有可能是陈旧骨折（以前发生的骨折，被忽略了，自己慢慢长好了）。X 线检查不能准确地区分新鲜骨折和陈旧骨折，MRI 可以精准地

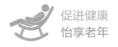
发现新鲜的椎体压缩骨折。

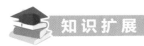 知识扩展

1. 应该如何治疗骨质疏松性椎体压缩骨折

　　发生了骨质疏松性椎体压缩骨折，如果疼痛不是很严重，椎体高度丢失小于其本来高度的 1/3，可以采取保守治疗的方式。卧床休息六周，六周之后佩戴一个胸腰护具下地活动即可。

　　如果疼痛比较严重可以对症口服一些镇痛药物，也可以口服钙剂和活性维生素 D 帮助骨折愈合。

2. 何种情况下需要微创手术治疗

　　对于椎体高度丢失大于椎体原高度的 1/3 的患者，通常采取微创手术治疗的方式，也就是我们常说的椎体成形术或者是球囊扩张椎体成形术。通俗一点说就是把黏合骨折的骨水泥注入骨折的椎体内，把骨折的椎体粘上。这样患者当天就可以下地活动了。也有部分患者虽然椎体高度丢失小于 1/3，但是疼痛明显，或者不能耐受较长时间卧床，那么医生也建议患者做微创手术治疗。

 误区解读

1. 没有外伤不会发生椎体骨折

　　正常情况下没有外伤是不会发生椎体压缩骨折的，但是部分老年患者存在严重骨质疏松，即使没有外伤，在弯腰拿重物、乘车剧烈颠簸、剧烈咳嗽的时候还是可能发生椎体压缩骨折的。

2. 骨质疏松性椎体压缩骨折做了微创手术就痊愈了，无需其他治疗

骨质疏松性椎体压缩骨折在做了微创骨水泥注入后疼痛就会得到充分缓解，患者下地活动时不再感到疼痛。但是微创手术本身只是治愈了骨折，并没有针对骨折的原因——骨质疏松本身进行治疗。这样患者还有可能发生第二次或者第三次骨折，必须在骨折后做骨密度检查了解骨质疏松程度，并进行相应的、足疗程的抗骨质疏松治疗才能避免再次骨折。

3. 高龄骨质疏松性椎体压缩骨折患者应该保守治疗

按理来说，年龄越大的患者身体合并疾病较多，整体健康状况更差，不管从患者本人和家属的意见来讲都更倾向于保守治疗。但事实是，高龄患者骨折愈合能力越差，在卧床保守治疗的过程中更容易出现肺炎、褥疮等长期卧床并发症。因此，高龄的患者更应该做微创手术治疗。

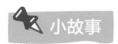 **骨水泥与经皮椎体成形术的发展**

人的健康长寿依赖于医学的发展，而现代医学的进步依赖于生物医用材料和生物器械的发展。骨水泥是一种骨科医用材料，凝固后其外观和物理特性像建筑、装修用的白水泥。早在第二次世界大战期间，骨水泥就已经开始用于伤兵的骨骼修复，经过多年的改进，现在已经是非常安全的人体填充材料，被广泛应用于骨科、口腔科，而且还在不断优化发展。

1984 年，法国的神经介入学家赫尔夫·德雷蒙德（Herve

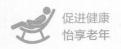
Deramond）首先应用经皮椎体内注射骨水泥的方法成功地治疗了一例长期疼痛的椎体血管瘤患者，此手术被称为经皮椎体成形术。1994 年，该技术率先被弗吉尼亚大学引入美国，从那以后，经皮椎体成形术逐步成为医治疼痛性椎体疾病的方法之一。到了 1997 年，美国外科医生发表了第一篇经皮椎体成形术治疗骨质疏松性椎体压缩骨折的文章，之后两年该项技术在欧美迅速普及，并得到进一步的发展。2002 年，该技术开始在我国应用，目前该项技术已经非常成熟而且成为治疗骨质疏松性椎体压缩骨折的"利器"。

（王　强）

"老年人的最后一次骨折"
——髋部骨折的巨大风险与防治

肖大爷退休后，担负起了照顾小孙子的重任。小孙子在肖大爷的呵护下茁壮成长，肖大爷也乐在其中，享受着天伦之乐。小孙子生性活泼，喜欢跑跳。有一次，肖大爷在追赶小孙子时，一不小心脚下一滑，摔倒了。倒地之后的肖大爷想要爬起来，却发现自己怎么也站不起来了。肖大爷被 120 急救车紧急送往医院，经过检查发现，肖大爷发生了髋部骨折。老年髋部骨折，又被称为"老年人的最后一次骨折"，为什么这么说呢？

髋部骨折的巨大
风险与防治

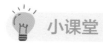

小课堂

1. **什么是髋部骨折，为什么髋部骨折被称为"老年人的最后一次骨折"**

髋部，俗称"大胯"，老年髋部骨折主要包括两类：股骨颈骨折和股骨粗隆间骨折。老年髋部骨折是最严重的老年骨质疏松性骨折。研究数据显示，老年髋部骨折发生后 1 年死亡率高达 50%，5 年存活率仅为 20%，因此老年髋部骨折也被称为"老年人的最后一次骨折"。

2. **为什么老年人容易发生髋部骨折**

老年人骨质薄弱、骨强度低，相比年轻人，受到外力时容易发生骨折，加上老年人活动能力下降，跌倒时有发生，跌倒时髋部受力较为集中，导致老年人容易发生髋部骨折。

3. **防患于未然——怎样预防髋部骨折**

预防老年髋部骨折，首先要防治骨质疏松。除骨质疏松症的防治以外，预防跌倒也十分重要。建议老年人应从多方面预防跌倒，例如，穿防滑的鞋子、借助拐杖出行；可以佩戴髋关节防摔保护带，一旦发生跌倒后，保护带可有效缓冲，减少髋部的损伤。在家居环境中，地面不要太过光滑，可以在床边、卫生间安装扶手等辅助装置。此外，在体力允许的情况下，适度的户外活动对于老年髋部骨折的防治也十分有益。

4. **如何判断是否发生了髋部骨折，又该怎么办**

老年朋友如果日常生活中不慎跌倒，发现自己大胯部位疼痛肿胀，无法站立或行走，且脚底板向外撇，那么十有八九是发生了髋

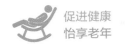
部骨折。这时我们应该立刻拨打"120"急救电话，及时就医，拍个 X 线片就能知道是不是骨折了，千万别耽搁。

请注意！怀疑发生髋部骨折时，要第一时间选择急诊科或骨科就诊。

 知识扩展

1. 老年人髋部骨折应该如何治疗

老年人髋部骨折的治疗手段分为两类：第一类是保守治疗，通俗来讲就是不做手术，"养着"，至少卧床休息 3 个月，卧床期间不要让大胯"吃劲儿"，通过这种治疗方式可以让疼痛消失，有一部分患者的骨折可以自行愈合，但关节功能恢复不佳；第二类治疗手段是手术治疗，手术能让骨折更好更快地愈合，具有下地早、功能恢复好、并发症发生率低、死亡率低等优点。

总体来说，一旦发生髋部骨折，在身体条件允许的情况下，建议首选手术治疗，根据不同的骨折选择髋关节置换或内固定等手术方式。

2. 老年髋部骨折为什么不建议保守治疗

俗话说得好："老年人，一怕摔，二怕躺"。老年人髋部骨折后，如果选择保守治疗就要长期卧床，长期卧床会带来许多并发症，例如肺炎、尿路感染、下肢深静脉血栓、压疮、肌肉萎缩等，有些并发症甚至能增加死亡风险。而手术治疗发生并发症的概率相对低。对于老年人髋部骨折来说，保守治疗是没有办法（不能手术）的最后选择。

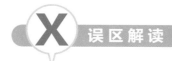

误区解读

做完手术就万事大吉了

当然不是。从受伤到完全康复的过程中，手术只是其中的一个重要环节，手术完成后还需要进行细致的护理和系统的康复训练，才能达到肢体运动功能恢复的目的。整个过程可能会持续 1～3 年，所以手术只是"万里长征"的第一步，术后的细心护理、系统的康复训练，以及患者良好的心态是恢复的关键因素。一定要有耐心，欲速则不达。老年朋友们术后可以到康复科进行相关的康复训练。

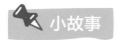 **全髋关节置换之父——约翰·查恩利教授**

全髋关节置换是股骨颈骨折常用的手术方式。在全髋关节置换术日益成熟的今天，我们不能忘记约翰·查恩利（John Charnley，1911—1982）教授对其做出的巨大贡献，他设计的低磨损的全髋关节假体，是髋关节置换发展史上的一个里程碑。

查恩利教授在临床工作中，发现很多患者在置换了 Judet 假体（Judet 兄弟发明的假体）后的几周，髋关节会发出吱吱的声响，这对他们生活造成了极大的不便。查恩利进行了相关研究后，发现该问题与人工髋关节的材料有关。对此，查恩利先后使用了聚四氟乙烯、超高分子量聚乙烯材料代替人工股骨头及髋臼表面软骨。这一改进使得人工髋关节的耐磨性大大增加。后来，查恩利采用了金属股骨头假体，将股骨头偏置于股骨髓腔内柄的近端，并用骨水泥固定假体，将感染限制在假体周围，不扩散到髓腔内。此外，他还将

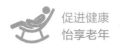
股骨头直径从最初的 41.2 毫米减少到 22.2 毫米，并用特殊的器械扩大髋臼，这种小股骨头大髋臼的设计在工程学上非常符合低磨损扭矩原理，不仅磨损低，而且大大减小了剪切力，有利于假体的稳定，从此髋关节置换术逐渐普及起来。

（张　泽　文良元）

答案：1.C；2.D；3.×

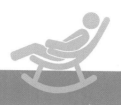

健康知识小擂台

单选题：

1. 以下作为膝关节疼痛终末期治疗手段的是（　　）

　　A. 口服用药　　　　　　　B. 关节腔注射

　　C. 关节置换术　　　　　　D. 运动治疗

2. 以下**不**是骨质疏松性椎体压缩骨折常见的诱因是（　　）

　　A. 平地摔倒　　　　　　　B. 乘车时剧烈颠簸

　　C. 剧烈咳嗽　　　　　　　D. 平地行走

判断题：

3. 老年髋部骨折发生以后，首选保守治疗。（　　）

老年人必须知道的
骨关节秘密
自测题
（答案见上页）